# わくわくする
# AI×医療の世界

看護師不足は人工知能で解決！

郭 水泳
KAKU SUIEI

JN016143

毎日新聞出版

# AIナース登場！

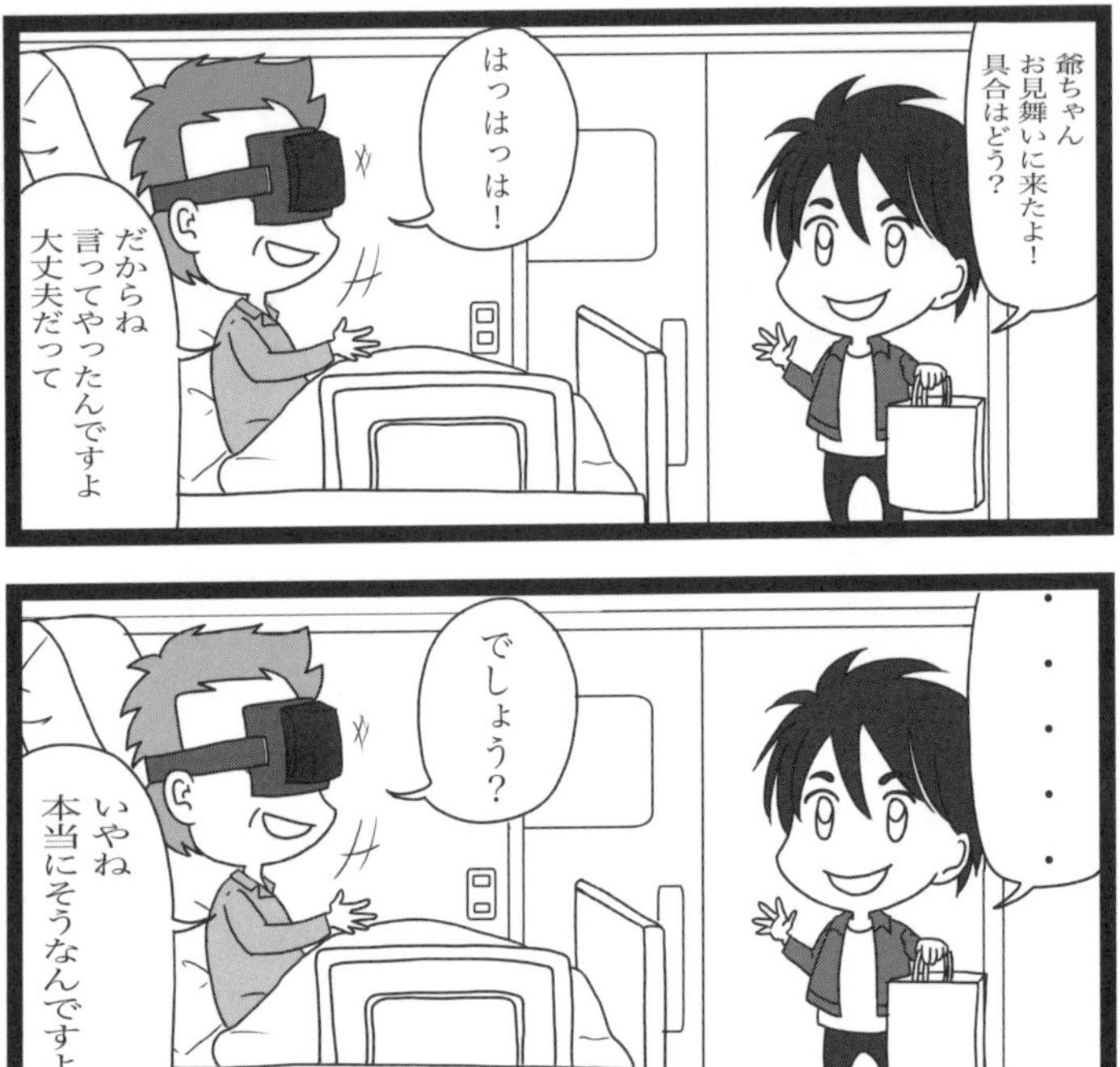
爺ちゃん お見舞いに来たよ！ 具合はどう？
はっはっは！
だからね 言ってやったんですよ 大丈夫だって
・・・・・
でしょう？
いやね 本当にそうなんですよ
・・・爺ちゃん なにしてるの？
独り言？
おお！
一郎か！ よく来てくれたね！

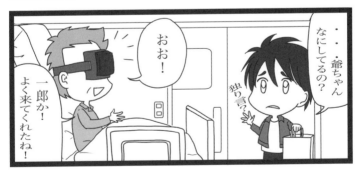

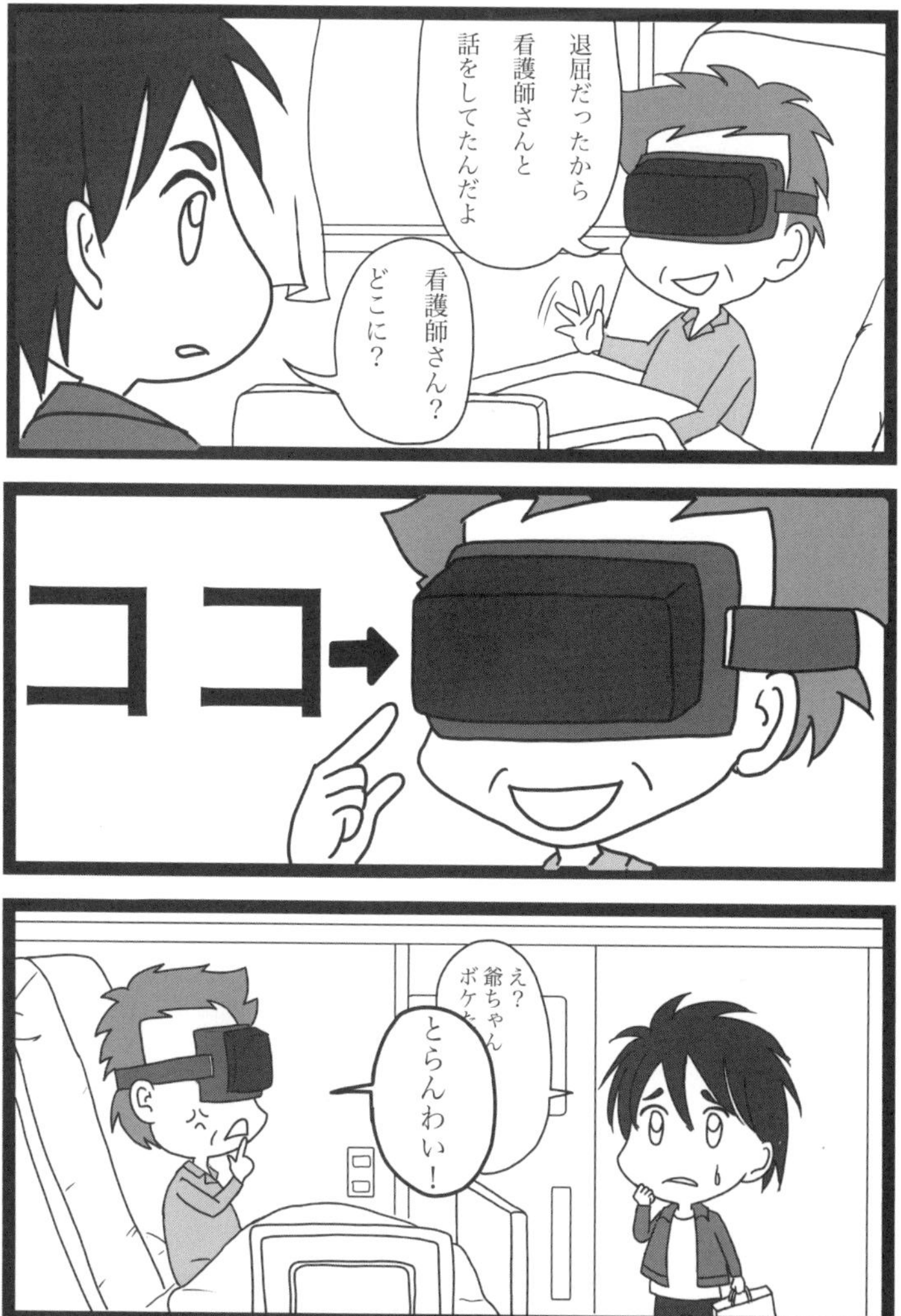
退屈だったから
看護師さんと
話をしてたんだよ
看護師さん？
どこに？
ココ→
え？
爺ちゃん
ボケ
とらんわい！

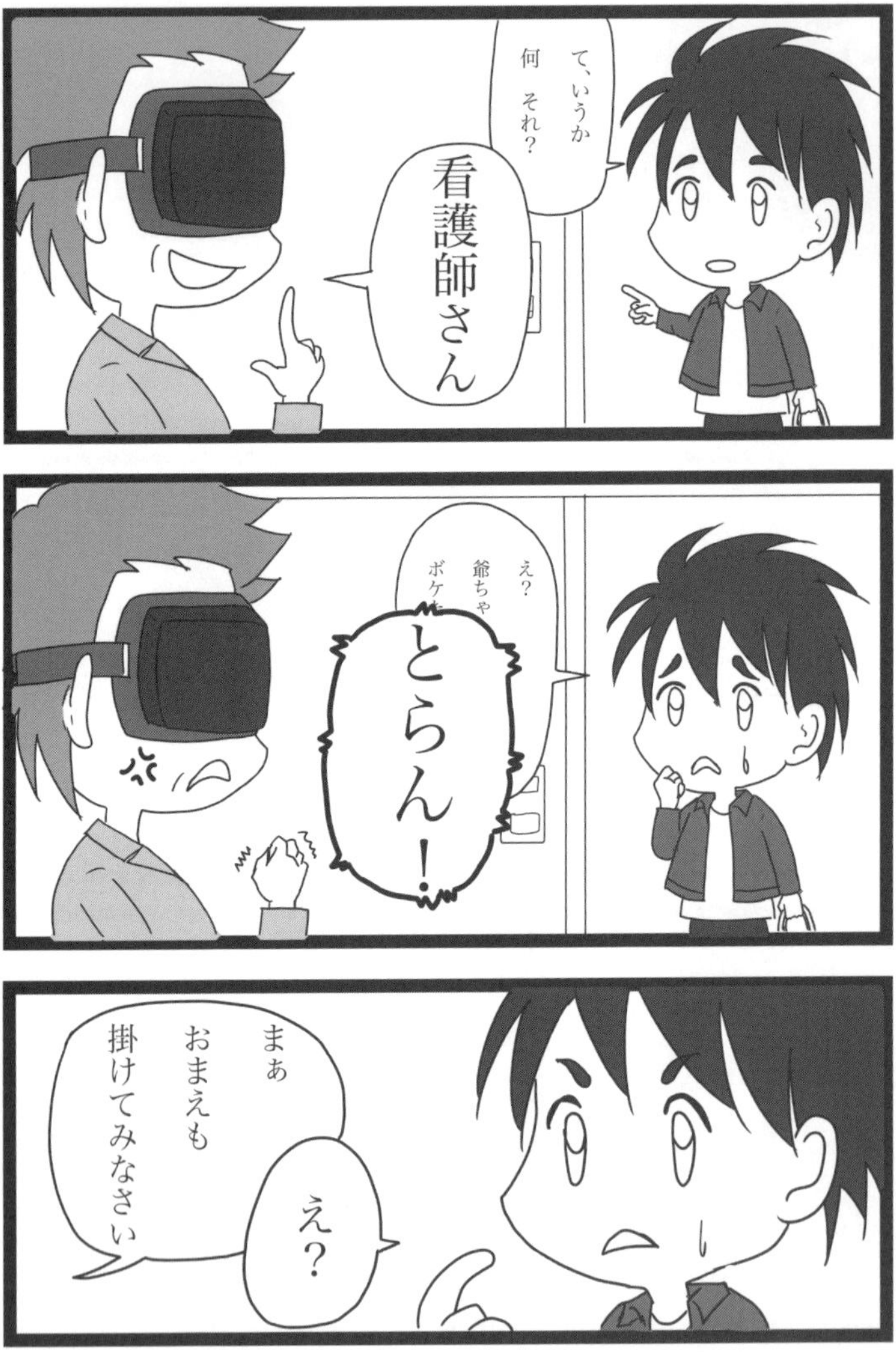
て、いうか 何 それ？
看護師さん
え？ 爺ちゃ ボケ
とらん！
まぁ おまえも 掛けてみなさい
え？

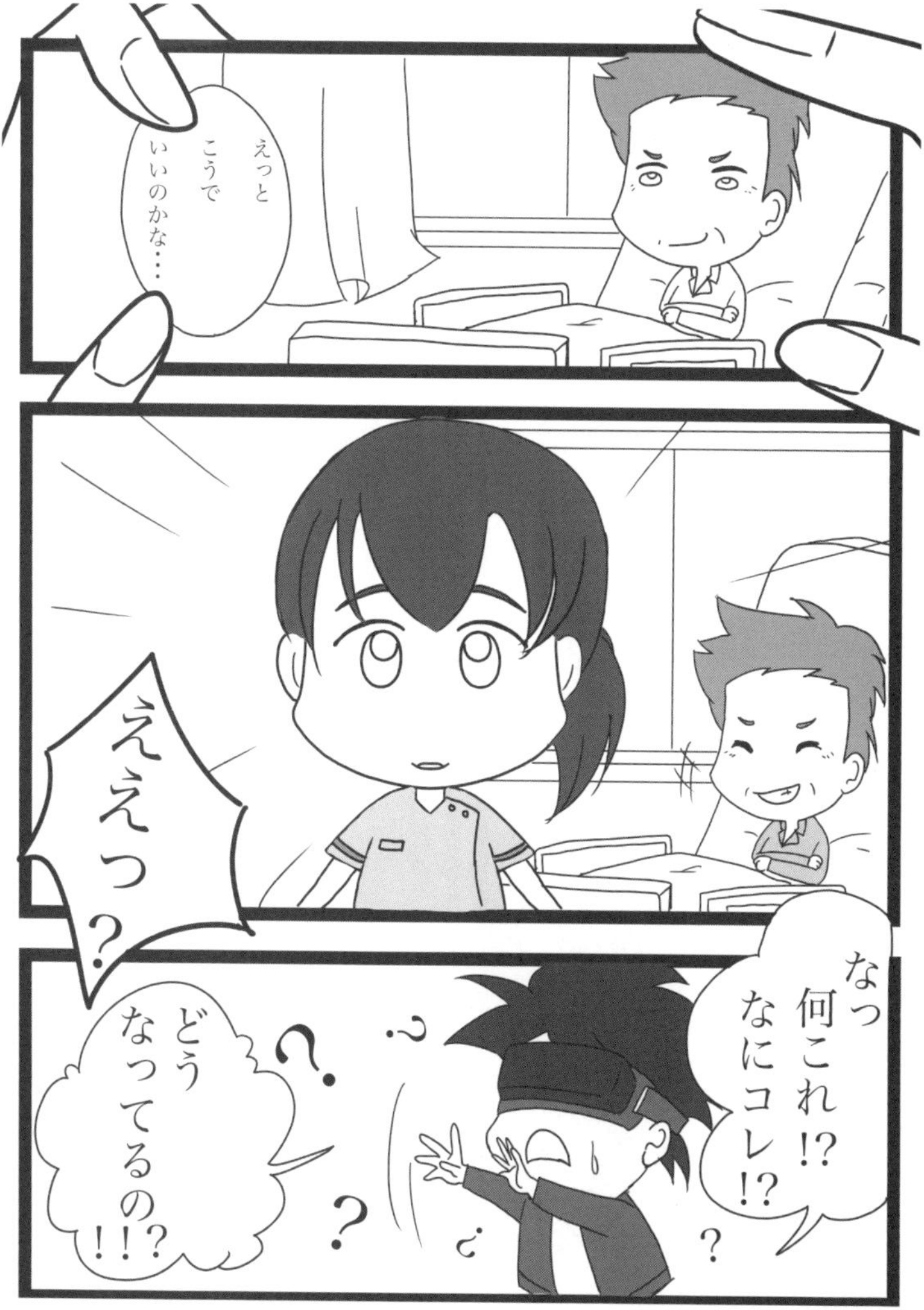
えっと
こうで
いいのかな…
ええっ？
なっ
何これ!?
なにコレ!?
どう
なってるの!!?

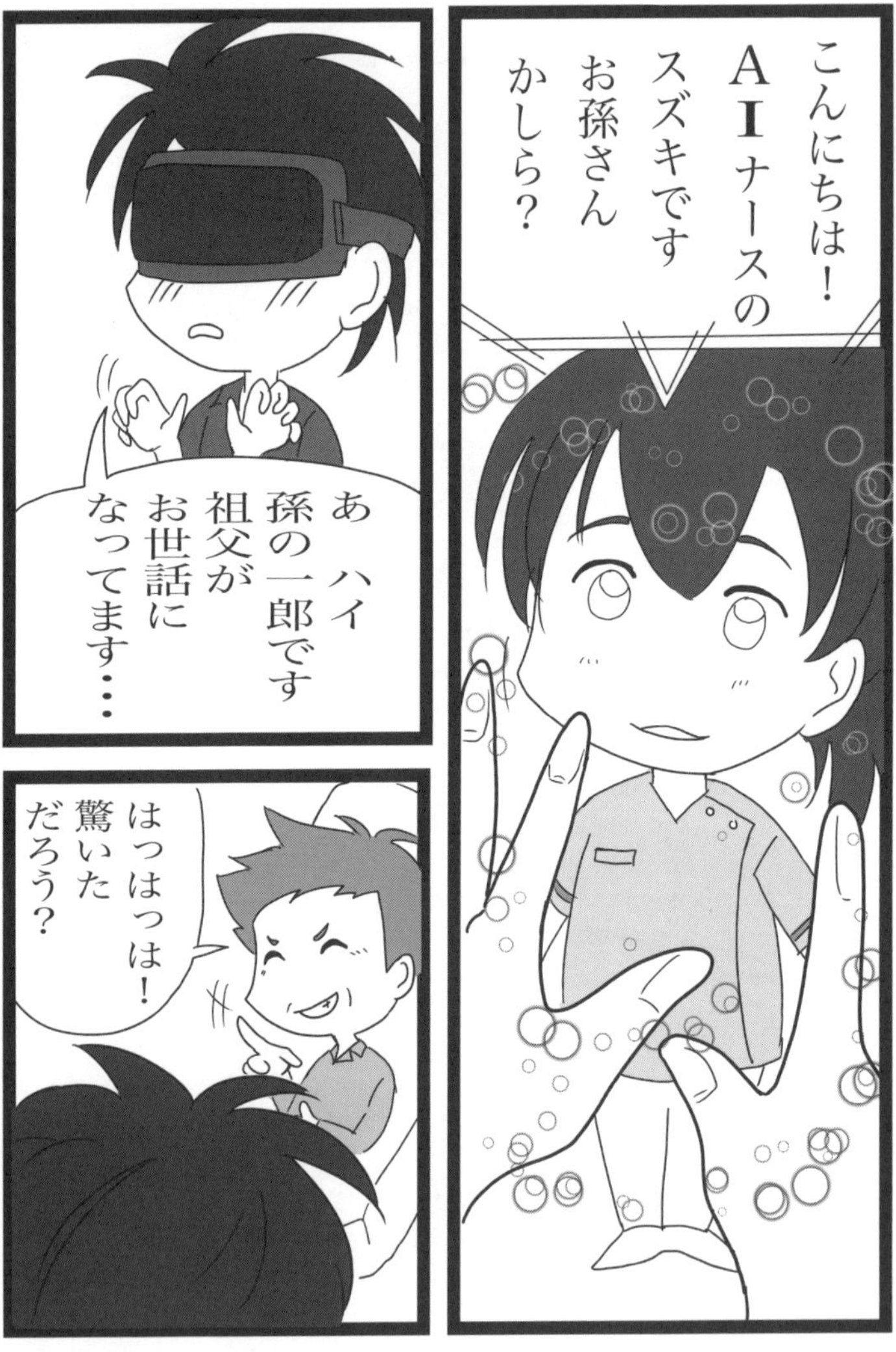
こんにちは！
AIナースのスズキです
お孫さんかしら？
あ ハイ
孫の一郎です
祖父がお世話になってます…
はっはっは！
驚いただろう？

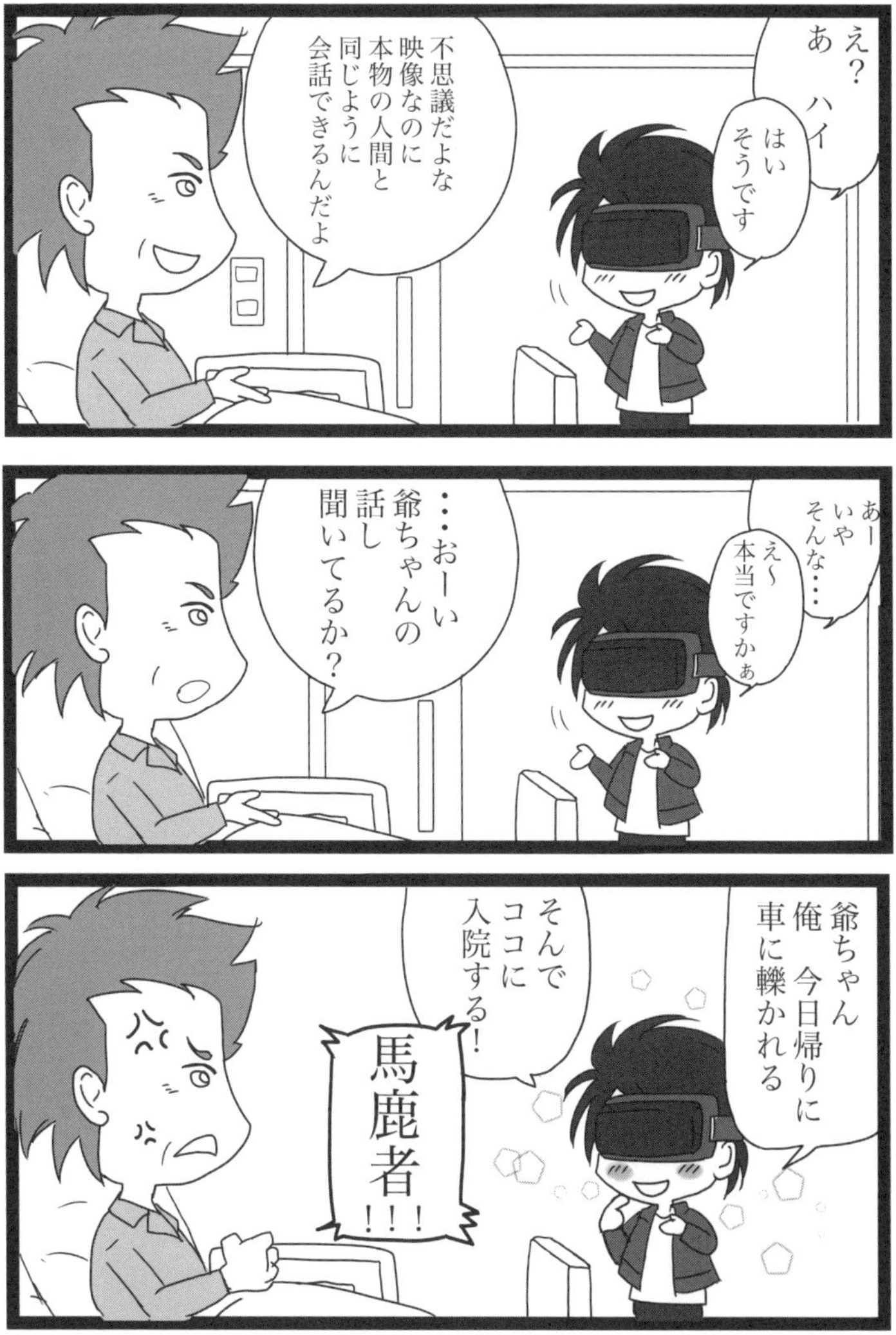

え？ あ ハイ
はい そうです
不思議だよな 映像なのに 本物の人間と 同じように 会話できるんだよ
あー いや そんな・・・・
え〜 本当ですかぁ
・・・おーい 爺ちゃんの 話し 聞いてるか？
爺ちゃん 俺 今日帰りに 車に轢かれる
そんで ココに 入院する！
馬鹿者！！！

# はじめに

あなたは「AIナース」と聞いて、なにを思い浮かべますか？　また、「AIドクター」と聞いたら、びっくりしますか？

でも心配ご無用です。まもなくAIナースやAIドクターが当たり前の時代が来るのです。しかもごく近い未来のことです。その時になって慌てふためかないために、今から準備をしておきましょう。

ところで、AIナースとは、ゴーグル（最近ではメガネ）をかけて、拡張現実の映像の中にナースが自分の分身を作って、動いたり、話をしたりできるように設定したシステムです。そこでAIナースは、担当のナースの分身として作成されているので、患者さんとの雑談を主な仕事として業務を行います。

もちろん、本物のナースよりも、可愛くて優しい感じのスタイル抜群に加工することができるのです。AIナースのスリーサイズは理想的に設定できるんです。顔だって今人気の浜辺美波さんや橋本環奈さんのようにして、入院している患者さんが話しかけたくなるような容姿にするのは当たり前です。ちょっと待ってください、女性の入院患者さんには、木村拓哉さんの承諾が得られれば彼のアバター（分身）を作成して応対をさせることもできるのです。素晴らしいと思いませんか？　そうなれば入院生活が楽しくなること、請け合いです。

そんな夢のような世界が実現しようとしているのです。乗り遅れないように、努力しましょう。

また、コロナ禍で医療崩壊が現実味を帯びています。この医療崩壊の実態は、医療従事者の中でも特に実働できるナースの不足です。

特にクラスターが発生すると、その勤務場所のナースを全員自宅待機にすべし、という現実離れした悪法があるからです。最善の策として、感染症分類を第二類から、現実的な第五類に変更する英断をもっと早くしていれば、一気に解決していたのですが。いずれにせよ、ナースの業務に支障がなければ良いだけなんです。そのためにも、AIナースが解決の切り札となることができるのです。

つまり、自宅待機するナースが自分専用のAIナース（分身）を作成して、病院で勤務させれば済むことなのです。ただ、注射や点滴などに限定される業務だけは、生の元気なナースに頼まなければなりませんが、その他の多くの業務をAIナースが担当すれば、入院患者の診療には問題はないのです。そうすれば、救急入院の時だけ生の人間のナースが担当すれば、入院してからの看護業務をAIナースが担当できるので、新規の入院患者も受け入れることができるはずです。そうすれば、入院を断って医療崩壊させることを避けることができるので、医療崩壊を崩壊（！）させて、解決できるでしょう。メデタシ、めでたしです。

ちなみに、2025年の大阪万博のテーマは、「いのち輝く未来社会のデザイン」です。すなわち、拡張現実やロボットなどが、たくさん出展されることでしょう。そこで私たちは、「AIナースとAIドクター」を展示することにしています。AIドクターの展示では、参加者がAIドクターに質問をして、その結果として、参加者の抱えている病気の種類をサジェッションすることも計画していますので、楽しみにしてください。

また、AIナースの展示では、アバター（分身）が、参加者が入院した時をテーマに設定して、清楚で、こよなく優しい感じの美人ナースの可愛子ちゃん（注意：セクハラに取らないでください）が雑談に応じることを計画しています。

この本では、近未来にできることも、なるべく詳しく記載するように努めました。つまり未来は夢の世界なのです。ご期待ください。では、"See you again"です。

## 第3章 Aードライバーの可能性は？

第2部

# real talk meter の話……59

## 第3部 AIナースの活躍……77

第10章

## 本の紹介……117

装丁　萩原弦一郎（256）
組版　明昌堂

第1部

# AIの可能性

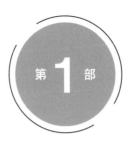

第1章

# AIナースの可能性は？

患者が望む雑談なら、AIナースが対応しても問題はないでしょう。あえて医療上の話を避ければよいはずです。つまり、検査の予定などを答えるのは問題ないのです。さらに、血圧や体温といったバイタルの結果を話すのもOKです。医師の許可を得ていれば、担当のナースが医療上の内容でも、あらかじめ承認した内容をAIに教師学習させた内容なら、その都度、AIナースが返答しても大丈夫です。

また、コロナ患者をAIナースが接遇すれば、本物のナースの感染リスクが低下します！

日本では、悪名高い保助看法（保健師助産師看護師法）があるので、欧米のようにAIナースは簡単には許可されないでしょうが、雑談だけなら問題はないはずです。

残念ですが、良いと思われることが、簡単に許可される日本ではないのです。

では、患者さんにゴーグルをかけてもらって、AIナースの登場です。

## AIナース物語 1 娘の彼氏の相談

AIナースが、患者Aさんの病室を訪室します。

**AIナース**「Aさん、気分はどうですか?」

**患者A**「あまりよくないんだよね」

**AIナース**「どんな感じでよくないんですか?」

**患者A**「昨日は、娘が見舞いに来るはずだったんだが、なんの連絡もなく来なかったので心配なんだよ」

**AIナース**「じゃあ、私の方から連絡して、聞いてみましょうか?」

**患者A**「余計心配させるから、良いです。ただ、娘に新しい彼氏ができたらしいんで、どんな具合か知りたいんだよね。もし、自分のことで喧嘩でもしたら……と思うと心配で仕方がないんだよね」

**A−ナース**「それは心配ですよね。わかりました、私も彼氏ができた時なんかは、親に心配させた経験があるから、上手に聞いてみましょう。それで良いですか？」

**患者A**「看護師さんにそんなことまでお願いしても良いんですか？」

**A−ナース**「患者さんの気持ちが安定することが治療に役立つのですから、なんの問題もないのですよ」

**患者A**「今どきの看護師さんにしては、とても親切ですね。おまけに美人なので看護師さんに惚れちゃいそうです」

**A−ナース**「まあ！　お上手ですね！　そんな気持ちがあるなら、元気十分だから、すぐに退院できるかもね」

AIナース物語

# 2 検査結果を教えて！

**患者B**「看護師さん！　ちょっと聞きたいことがあるんですが……AIナースだから、ダメですかね」

**AIナース**「大丈夫ですよ。検査の結果なら、ドクターから許可が出ていますから、答えられます。ところで、なにが知りたいんですか？」

**患者B**「昨日受けたCTの結果が気になって仕方がないんです」

**AIナース**「そのことなら、ドクターから患者さんに話しても良いと許可が出ています。その内容ですが、『異常はない』とのことです。安心しましたか？」

**患者B**「わかりました。大変安心しました。夕べはその事が心配で眠れなかったんです。早く結果を知りたかったけど、お医者さんはいつも忙しくしているので、聞けなかったんです。ありがとうございました。これで今日は安眠できます。本当にありがとう、AIナースさん！」

AIナース物語

# 3 相続の話

**患者C**「看護師さん！　ちょっと相談があるんですが、良いですか？」

**AIナース**「なんですか？　どんなことでも良いですよ」

**患者C**「実は、妻のことなんですが、最近妻とは折り合いが良くなくて。相続の話なんですが。すみません、こんな相談を看護師さんにして。実は、最近の話ではないんですが、妻と話すと、必ず喧嘩になるんです。ついでに言うと、妻と話をすると、うつ状態になるんです。特に相続の話となると、てきめんです。妻には一銭もやりたくないんです。自分の財産は全て息子にやりたいんです」

**AIナース**「相続の話は私にはよくわからないので、弁護士の先生に相談したらどうですか」

**患者C**「妻に持っていかれるくらいなら、全部を他人に寄付してしまいたいくらいなんです」

**AIナース**「どうして、そんなに、奥さんを憎むんですか？」

**患者C**「妻からこづかいに使われるのが、たまらないんです。顎で使われる感じがするんです。だから、話もしたくないんですよ。これでも一応、恋愛結婚なんですけどね。妻を愛したことが信じられないんですよ。今では、世界で一番嫌いな人です。だから看護師さんにも結婚はお勧めできませんよ。余計なことですけど。昔の可憐な彼女はどこに行ったんですかね。戻ってきて欲しいわけではないんですが。簡単に言えば、妻はもう、女ではないんですよ」

**A―ナース**「まあ！　大変なことを聞いちゃいました。どうしてそんなことを、おっしゃるんですか？」

**患者C**「事実で困っているからです。なんとかなりませんかね」

**A―ナース**「昔から、『夫婦喧嘩は犬も食わない』っていうじゃないですか。本当は奥さんを愛しているんでしょう？」

AIナース物語

# 4 AI薬剤師？

**患者D**「看護師さん、雑談をしてもいいですか？」

**AIナース**「いいですよ。ちょうど今暇になったので」

**患者D**「AIナースやAIドクターができるのなら、AI薬剤師もできませんかね」

**AIナース**「どうしてですか？」

**患者D**「実は近所の薬局の薬剤師さんに薬の説明を聞くと、頭が痛くなるんですよ。つまり、説明がとても長くて、しかも、禁止事項が多いんですよ。ホントは、医師が説明するようなことまで、です」

**AIナース**「それは困りましたね。実はこの病院でもそのような話が出ていて検討しているらしいんですが、なかなか難しいこともあるので、すぐに実施はされないらしいです」

**患者D**「そうですか。だから、薬局にも行きたくないんですよ。まるで私のところの古女房にガミガミ言われているようで、我慢できません」

**AIナース**「それなら、薬局を変えたらどうですか。簡単ですよ」

**患者D**「それはいいことを聞きました。さっそく変更します」

# 第2章 AIドクターの可能性は？

## 1　AIドクターは役に立つか？

AIドクターが必要かどうかは、とても微妙な問題を含みます。そこで、AIドクターがいたら、どんな役に立つかを考えてみましょう。

一般の総合病院では、患者さんが初めて外来に診察に来た時に困ることがあります。自分の症状では、たくさんの診療科の中からどこに行けば良いかがわからないことがあるのです。

そのために、専用のモニターを設置している病院もあります。患者さんがタッチパネルに表示された症状を選んでいくと、「呼吸器科に行ってください」とか「循環器科に行ってください」などと表示されて、案内される仕組みです。とても親切ですね。

これと同じ方法をAIドクターに応用することで、可能性があります。例えば、AIドクターが症状の質問をするか、患者が自分でモニターに表示された症状で該当するものをタッチするかで、可能性のある病名をサジェッションする方法ですが、そこはAIなので、もう少し親切に、患者の症状に合わせた病状で臨機応変に変化するように、プログラミングすると便利です。脳外科的には、偏頭痛や脳卒中を診断することなどは、実現性が高いのです。

ついでのことですが、AIなので、接遇や言葉遣いは抜群です。生のドクターに面談した時のような威圧感もなければ、怒られることもないのです。

## 2　AIドクターの診断

AIドクターが問診して、診断、検査計画、治療法を選択肢として示すだけなら、法律上の問題は起きません。

さらに、ITの世界で有名なdeep learningではなく、あえて教師学習させた内容なら問題はないはずです。

患者さんから話を聞くことで診断をすることを、〝問診〟といいます。つまり、医師は単なる雑談をしているのではないんです。例えば、偏頭痛の診断では、この問診をきちんとすれば、診断は可能なのです。

その実例は、

①頭痛が起きると、仕事ができなくなるほど強いですか？
②頭痛は頭の半分で、右ですか？　左ですか？
③頭痛が起きる時には、同じ側の目の奥がえぐられるほどに痛みますか？

以上です。この3つの質問に、全部が「はい」なら、ほぼ偏頭痛に間違いありません。CTやMRIの検査も必要ないでしょう。診断を確定するには、〝イミグラン〟などの特効薬を試して、効果があれば、診断確定です。

## 3　脳出血の場合

それでは、脳出血の話をしましょう。脳出血の90％以上が、高血圧が原因です。高血圧が原因といっても、血圧が高くなることで直接出血するわけではありません。過去に高血圧があったことが原因なのです。少しだけ混乱させるような話ですが、長い間の高血圧症で脳の血管が傷んで、破綻して出血しやすくなっていることが原因なのです。そのため、正式な病名は、高血圧性脳出血となります。そこで、脳出血を症状などから推察してみましょう。

まず、発症は突然です。突然身体の半分にマヒと頭痛が起き、右半身のマヒの時は、言葉が話せなくなる失語症にもなります。そして、出血が大きくなった場合は、嘔吐を繰り返して、やがて意識がなくなるのです。ここまでの経過があれば、検査をしなくても、脳出血と診断が可能となります。

ただし、小さな小脳出血の場合は、注意が必要です。世界で最も権威のあるＷＨＯ（世界保健機構）の診断基準によると、この小さな小脳出血は90％の確率で、〝脳血栓〟という診断になります。つまり、誤診です。また、耳鼻科のクリニックを受診すれば、おそらく、メニエール病とか、耳石振盪症《じせきしんとうしょう》など、わけがわからなくなるような病名をもらうことになります。

したがってこのような小さな脳出血の場合は、ＣＴの検査を待たねばいけません。ゆめゆめ、急いで診断してはいけないのです。古人曰く、「急いては事を仕損じる」なのです。

## 4　くも膜下出血の場合

ついでながら、くも膜下出血についても話してみましょう。この場合は、突然激しい頭痛と嘔吐が起こることが特徴的です。そして、そのまま意識がなくなれば、くも膜下出血を第一に考えるべきです。

ついでに話しておきますが、意識がなくなった時に、絶対にやってはいけないことがあります。舌を噛まないように、タオルなどを口の中に入れることは絶対にダメです。家庭で発症した時の一番正しい対処法は、たとえトイレのなかで発症しても、外に出すだけで、顔を横に向けて、嘔吐したものを飲み込まないようにする以上のことは絶対にしないことです。そしてすぐに、１１９番に電話することです。救急車に血管内手術が24時間対応できる、脳卒中の専門病院に搬送してもらえば、かなりの確率で救命だけでなく、元の仕事ができるまでに回復することでしょう。

自分で病院を選択する時は、決して病院の大きさで判断しないことです。むしろ規模が小さい単科の専門病院の方が小回りが利くので有利なことが多いのです。

ただし、生命が助かるだけでは満足すべきではないのです。くれぐれも病院選びは慎重にするべきです。そこで判断を間違えると、大事な患者さんを、死なせるか、寝たきりの状態にするかが決まるので責任重大ですよ。


ところで、皆さんの中には、「私は、若いし、ストレスのない仕事をしているので無関係」と、たかをくくっている人はいませんか？　ご注意ください！　くも膜下出血は、20代半ばの女性や働き盛りの人にも多いのですよ。ストレスがないと言っても、日常的に避けることができないほどの、軽いストレスでもきっかけになるのですから、安心ばかりはしていられませんよ。

もっとも、くも膜下出血の原因ははっきりしています。それは、脳動脈瘤という、脳の血管にできた〝コブ（小さな風船のような膨らみ）〟なので、破裂して出血する前に、発見して治療すれば簡単に済む話です。そのためには、あらかじめ、MRI、MRAの検査をすれば済みます。この検査は、およそ20分くらい寝ているだけで終わるのです。とても簡単ですし、注射もしません。

## 5　脳卒中の診断～FAST

ついでにAIドクターの話なんですが、色々な患者さんの症状をあらかじめ、タッチパネルで患者さんが自分で選ぶ、というやり方はどうでしょうか。私の専門の脳外科の関係なら十分実現性があると思うんですが。例えば、〝FAST〟という脳卒中の診断基準を利用すれば、良いと思います。つまり、脳卒中をできるだけ早期に、患者自身や家族に判別してもらって、できるだけ早く病院に搬送してもらいたい、という目的で考えられた方法を利用すれば良いのです。

〝F〟はface、つまり、顔が曲がっていないか、〝A〟はarm、手の脱力がないか、ただし、この場合は足のマヒでも同じ扱いです。〝S〟はspeech、即ち話し方が不自由になっていないか。最後は〝T〟はtimeで、発症した時間、つまり急な発症かどうか、です。

　この四つの項目のうち、一つでも該当すれば、脳卒中の可能性が70％だといわれています。この話でわかるように、脳卒中の可能性は、〝FAST〟の四つの症状を患者がパネルにタッチするだけで、脳卒中の診断に役立つアドバイスができる可能性があるのです。

　ちなみに、〝FAST〟の英語の意味は、ご存知の通り、「早く、急いで」なので、ダジャレでひっかけています。こんな仕掛けをすると、覚えてくれやすいからです。

## 6　くも膜下出血の患者さん

　ここで実際の患者さんの例を紹介しましょう、ただし、名前は省略ですけど。患者さんは、26才の女性。

仕事中に突然の頭痛と吐き気に襲われました。頭痛の程度は、金属バットで殴られたような、今までに経験したことがないくらいひどい痛みでした。パソコンでの作業中だったので、そのまま机に突っ伏したまま、しばらくしていたら、同僚がおかしいと気付いてくれて、色々話しかけてくれるのだけど、返事ができませんでした。後で気付いたのですが、ロレツが回らずにうまく会話ができていなかったのです。声は出せませんでしたが意識はあり、同僚たちが話すことは、しっかり理解ができました。

同僚が「救急車を呼んで！」と叫んでいたのでなにか大変なことになったことは理解できましたが、自分ではなにもできずにじっとしているしかありませんでした。まもなく、救急車とその隊員が来て、私の体や目を調べていましたが、隊長らしき人が、「脳卒中らしい、そっと搬送しろ」というのが聞こえたので、私は（大変なことになった）と理解しました。

それからはなんとなく記憶がハッキリしないのです。おそらく、意識が遠くなったんだと思います。だけど、病院に着いた時のことはしっかり覚えています。

白衣を着た医師と看護師さんが、私をストレッチャーに乗せて、CT室に運んで、検査をしたのです。

　CTの検査はほんの30秒ぐらいで終わって、すぐにドクターが「あ、〝ザー〟ですね」と話したのが聞こえました。（はて、〝ザー〟とは一体なんなのか……）医学用語らしいので私にはわかるはずがないのです。よもや、患者を心配させないために、わからないように、医学用語を使っているのかな、と思ったんです。

　ここで解説すると、「ザー」とは横文字で〝SAH〟で、くも膜下出血のドイツ語読みなんだそうです。やっぱりわざわざ、日本人の患者にわからないように、普通の日本人が日頃使わないドイツ語を使っているのだとわかりました。それではドイツの国ではなんと呼んでるのだろう、まさか、今度は反対に日本語でということはないよね、などと考えたところで、（私はこんなことを考えることができるので、案外簡単に治るんじゃないか）と考えたものです。そして、このドイツ語の話を後になって看護師さんに話したら、「能天気な人ねー」と下手な感心をされちゃいました。

このことは後になっても、ちゃんと覚えているんですよ。それから、病室に戻ってから、家族と一緒に、治療の話がありました。先生曰く、「患者さんは脳動脈瘤が破裂したことによるくも膜下出血です。治療については、緊急手術を受けていただきます。心配しないでください。幸いにもこの病院は脳卒中の専門病院ですから、きちんと治療ができますすよ。ただ、手術の方法には二種類があっていずれが良いかは、甲乙付け難いところがありますので、詳しく説明を聞いてから、判断してください。手術の一つ目は、血管内手術で足の付け根からカテーテルを入れて、動脈瘤の中にコイルという、とても細い金属の線で充填して、再出血を防ぐ方法です。この手術のデメリットは手術後一日は歩くことが禁止ですから、一人でトイレにも行かれません。もう一つの手術は頭を開けて動脈瘤をクリップというチタン製の金属で出血部位を止める方法で根治手術です。根治術ということは手術が無事終われば、１００％再出血はなくなるということで安心できます。ちなみに、この手術を開頭手術と言いますが、この場合は頭の髪の毛を剃ること（剃毛）が必要です」

この時、私の父親が発言しました。

「先生、待ってください。娘はまだ結婚もしていないんですよ、それなのに、髪の毛を剃るなんて、とんでもない話です。そんな手術は納得できません」

医師はそこで、「わかりました、それでは、髪の毛を剃らないで済む血管内手術ということですね。幸いこの病院はどちらの方法でも手術ができますので、安心してください。では、さっそく準備にかかりますので、その前に手術承諾書にサインをお願いします」。

直ちに行われた血管内手術では、時間にして、2時間で終了しました。

全身麻酔をしていたので、意識が戻るまで、2時間待ちました。麻酔から覚めたら、自分としてはなにがあったのかはっきりしませんでしたが、家族のみんなが心配そうな顔をしていました。麻酔のおかげで、身体がだるかった以外は普通でした。手術をしたと聞いたのですが、実感はなかったです。

翌日からは、食事もできるし困ることはなかったはずですが、ただ一つ、足の付け根からカテーテルを入れて手術をしたので、丸一日、歩行禁止だったのが辛かったです。とにかく、トイレに行かれないんですから。小水は〝じびん（尿瓶）〟を当ててもらって、しかも寝たままするので、かなり抵抗がありましたが、翌日からは自分でトイレに行けたので楽になりました。

やはり、病気はしないほうが良いですね。一番嬉しかったのは、先生から「もう退院しても良いですよ」と入院5日目に言われた時でした。これでやっと自由の世界に戻って来れたのです。happy endです。

## 7　脳卒中の患者さん

つぎに男性の患者さんの例を紹介しましょう。患者さんは、48才の男性でした。

発病は、デスクワークの仕事中でした。パソコン作業中に突然、右手に持っていたマウスがうまく動かせなくなったので、おかしいとは感じました。さらに、口がうまく動かないことにも気付きましたが、助けを呼ばずに、様子を見ることにしたのです。ところが、だんだんと右足も重くなってきたので、立ち上がることもできなくなりました。その時、後輩の一人が、「自分は救命処置の講習を受けたが、先輩はＦＡＳＴの診断基準からすると、脳卒中の可能性がある」と言っていました。

幸いにも、この優秀な後輩の働きで、救急車で救急病院に搬送されました。病院に到着した患者は、直ちに、血管内専門医によって血栓回収術が行われ、治療して2時間後には、右手足のマヒは回復しました。また、言葉の問題もすぐに回復したのです。魔法のような結果です。全く夢のようなことでした。これは、後輩が時間を無駄にしない処置によって、発病から2時間という〝ゴールデン・タイム〟で治療ができたからなのです。

# 8 慢性硬膜下血腫の患者さん

慢性硬膜下血腫の別の患者さんの話です。

私の友人の脳外科医が自分の父親が交通事故に遭遇して、田舎の病院に入院したので、見舞いに行った時のことだそうです。父親と同室の一人が興奮して、歌を歌っていたんだそうです。歌詞の一部は、「こんな女に誰がした」（映画『肉体の門』の挿入歌）でした。この患者さんはやはり、交通事故で頭を打ったらしいんです。

しばらく様子を見ていましたが、会話も通じてないことがわかり、頭部打撲後の慢性硬膜下血腫の可能性があることに気付いたので、看護師さんを呼んで、そのことを担当の先生に話すように進言したら、「よその患者さんのことに口を出さないでください」と言われました。その後に、同じ看護師が現れて、「院長先生に話したら、同じ意見でした。ついでに、あなたのお父さんはすぐに退院するように指示がありましたので、退院の準備をしてください」と申し渡されました。
後日談ですが、退院のために一週間後に再び病院を訪れたら、先日の患者は、自分が話をしてから、4日後に、急に亡くなったらしいです。残念でした。院長が脳外科医でなかったのが悔やまれるが仕方ないのか。

AIドクター物語

## 1 頭痛の診断

**AIドクター**「こんにちは、Eさん。今日はどうしましたか？」
**患者E**「実は、一週間前から頭痛がするんで、心配になって来たんです」
**AIドクター**「どの場所が一番痛むんですか？」
**患者E**「右の目の奥から額にかけて、ひどい痛みで、仕事もできないんですよ。その時は吐き気もします」

**AIドクター**「痛みはどれくらいの時間続きますか?」
**患者E**「日によって違います。ひどい時は、一日中です」
**AIドクター**「それは心配でしょう。安心するために、MRIの検査をしましょう」

＊

**患者E**「先生、先ほど、検査が終わりました。今日結果が聞けますか?」
**本物のドクター**「良いですよ。結果は異常なしでした。診断は偏頭痛ですから、特効薬を出しましょう。必ず良くなりますよ」

## AIドクター物語 2 脳梗塞の診断

**AIドクター**「今日はどうして来られましたか?」
**患者F**「今朝から、うまく話ができないのと右腕が少し力が入りにくいような気がするので、心配で来ました」

**Aードクター**「そうですか。診断基準からすると、脳梗塞の可能性があるので、すぐにMRーで検査をしましょう」

**患者F**「検査は怖くはないですか？」

**Aードクター**「注射一本せずに、ただ寝てるだけで検査ができるので、怖くはないですよ」

＊

**患者F**「先生、検査が終わりました。急いで結果が知りたいんですが」

**本物のドクター**「もう、結果が電送で届いていますよ。さっそく診てみましょう。MRーの結果は、先ほど可能性があると話した脳梗塞です。間違いはありません。それでは、治療の話をしましょう。幸いにも、病気になってからの時間が短かったので、カテーテル治療をしたら、リハビリも必要なしにたちどころに治りますよ。この病院は、脳卒中の専門病院なので、すぐにカテーテル治療で、脳の血管に詰まって脳梗塞を起こした原因の血栓という血の塊を取ってしまいましょう。そうすれば、ビックリするような良い結果になるはずです。良かったですね」

**患者F**「私は運が良かったんですね。もし、専門病院でなかったら、どうなってたんですか」

**本物のドクター**「それはその病院のドクターの判断になりますが、おそらく、点滴治療をすることになるでしょうが、この治療では、ほとんど効果がないでしょう。そうしたら、おそらくあなたは、右半身のマヒと話ができない失語症の症状が残ることになったでしょう。つまり、一生、要介護の状態が続いたかもしれません」

**患者F**「私は運が良かったんですね！」

**AIドクター**「少し冗談っぽく言えば、救急車が西に向かうか東に向かうかで、運命が決まるともいえます。ちなみに当院は、病院名が『東横浜病院』で、〝東〟がついているのです。そのわけは、全ての救急病院が、専門の医師や準備ができてるわけではないからですが、この内容は公表されてるわけでもないのです。ここで休憩です。救急車が西に向かうとダメと言うのは、〝にし〟は言葉の順序を反対にすると、『しに（死に）』が連想されるという無理したダジャレです。

ところで、脳卒中の言葉の意味をご存知ですか？　これは、中国からの輸入品です。その意味は、〝脳が卒然（急に）として、邪風（悪い病気）に中る（あたる、なる）〟ということです。さらに言えば、麻雀好きの人には馴染みがあるはずですが、リーチを宣言した後に、誰かが待っている牌《ぱい》を出した時に、すかさず『ロン（中り、あたり）』と言うのと同じです。わかりましたか？」

AIドクター物語

# 3 7の法則

90才の男性の患者Gさんが、大家族に連れられて、来院しました。

**AIドクター**「今日は大人数で大変ですね」

**患者の妻**「先生聞いてください。連れ合いが昨日から、言うことが変なんですよ。話が通じないんです。年も90なんで、ボケ（医学用語です）ても仕方ないんですけど、暴れるので困っているんです」

**AIドクター**「それでどんな変なことを言うんですか？」

**患者の妻**「言葉が通じないんですよ」

**AIドクター**「それでは患者さんに質問してみましょう。Gさん、良いですか？ では、算数の計算をしてみましょう。まず最初に100から7を引いて答えてください」

**患者G**「93です」

**AIドクター**「では、続いて、93からもう一度7を引いてください」

**患者G**「えーと、91かな？　違うな、90かな。どうもはっきりしないな。簡単にわかりそうなんだけどな、不思議だな」

**患者の妻**「あなた、そんな簡単なことがわからないの？」

**AIドクター**「わかりました。これは、〈7の法則〉と言われ、医者の中では、有名な検査の方法なんです。ちなみに、この算数の、73－9の計算での繰り下がりは、小学生の頃には、なかなか習得できなかったことを思い出しませんか？　脳の働きの中でも繰り下がりは大変な作業で、少しでも脳の機能に障害があれば、できなくなるので、病気の診断に利用できるわけです。つまり、慢性硬膜下血腫がある場合は、脳が圧迫されるために脳の機能が低下するので、この方法で診断ができるんですよ。あなたの旦那さんは、間違いなく、慢性硬膜下血腫でしょうね」

**患者の妻**「あなた！　小学生以下ということなのよ。しっかりしなさいよ。本当に、もう」

**Aードクター**「小学生以下というわけではないんですよ。ところで、最近頭を打ったことはないですか？」

**患者の妻**「そう言えば、1ヶ月前になるけど、歯磨きをしていた時に、棚にオデコを打ったと言ってはいましたが、傷もなければ、タンコブもできないで、本人もツバをつけておけばなおる、といったことがありました」

**Aードクター**「それは大変大事な情報です。軽い頭の打撲の後、1〜2ヶ月になって頭の中にジワジワと出血することがあるんです。慢性硬膜下血腫と言って、高齢者に多い病気です。さっそくCTでチェックしてみましょう」

＊

**本物のドクター**「検査が終わりました。今検査したばかりのCTでは、典型的な慢性硬膜下血腫です。かなりたくさん、血液が溜まっています。直ちに治療をしないと寝たきりの状態か、死ぬことになります。すぐに入院してください」

**患者の妻**「夫はもう90才なんですが、治療はできるんですか？」

**Aードクター**「この手術は、100才でもできます。大丈夫ですよ」

**患者の妻**「あなたは親切ねー。おまかせしますので、よろしくお願いします」

**本物のドクター**「まかせてください。必ず治してご覧に入れますから」

＊

**患者の妻**「手術してまだ1時間ですが、本人は『腹が減った』だなんて、人の気持ちも知らずに。今では元気な時と同じになりました。まるで魔法みたいですね。本当に、ありがたいことです」

第3章

# AIドライバーの可能性は？

ここで、ついでの話をしましょう。世の中は、運転士不足や飲酒運転や高齢者が突然、脳出血やくも膜下出血、てんかん発作などで〝じこる〟ことを予防するために、無人運転の技術の研究に膨大な開発費を投資していることがマスコミを賑わしていますが、なぜ、これらにAIドライバーを利用しようとしないのかわかりません。

AIドライバーなら、飲酒運転や疲れや突然の病気による不慮の事故もなくなるのにです。また、AIドライバーは、自家用車に限らず、電車やトラック、タクシー、バスなどにも応用できるのです。そうすれば大量生産の原理で、コストも安くできるはずです。さらに、緊急事態が発生した時には、SOSを発生させて、生の人間がヘルプすることもできるのです。ぜひこのアイデアを自動車メーカーやJRなどの会社と運輸省に進言したいです。

# ジャックさんの女神様

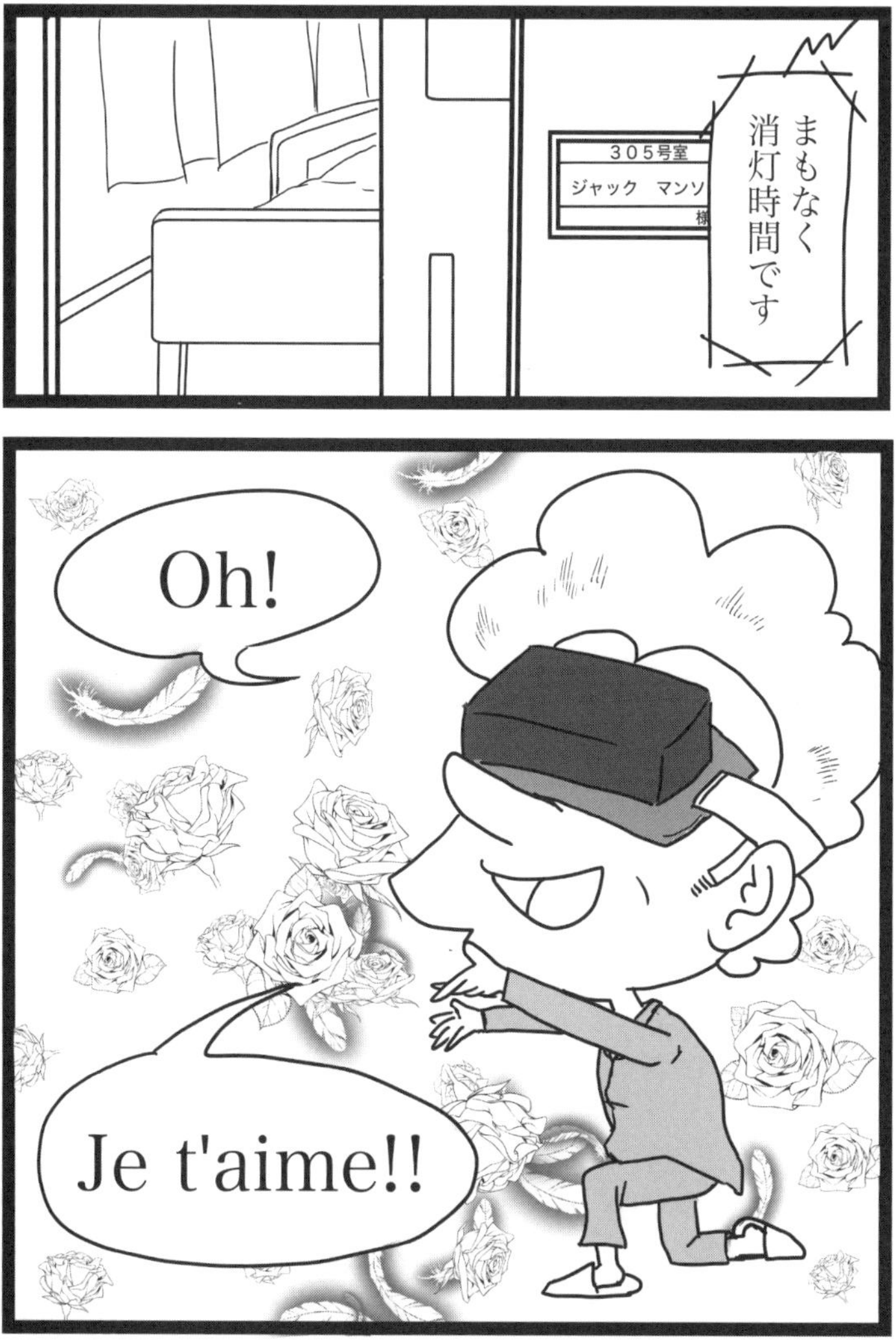
305号室
ジャック　マンソ
様
まもなく消灯時間です
Oh!
Je t'aime!!

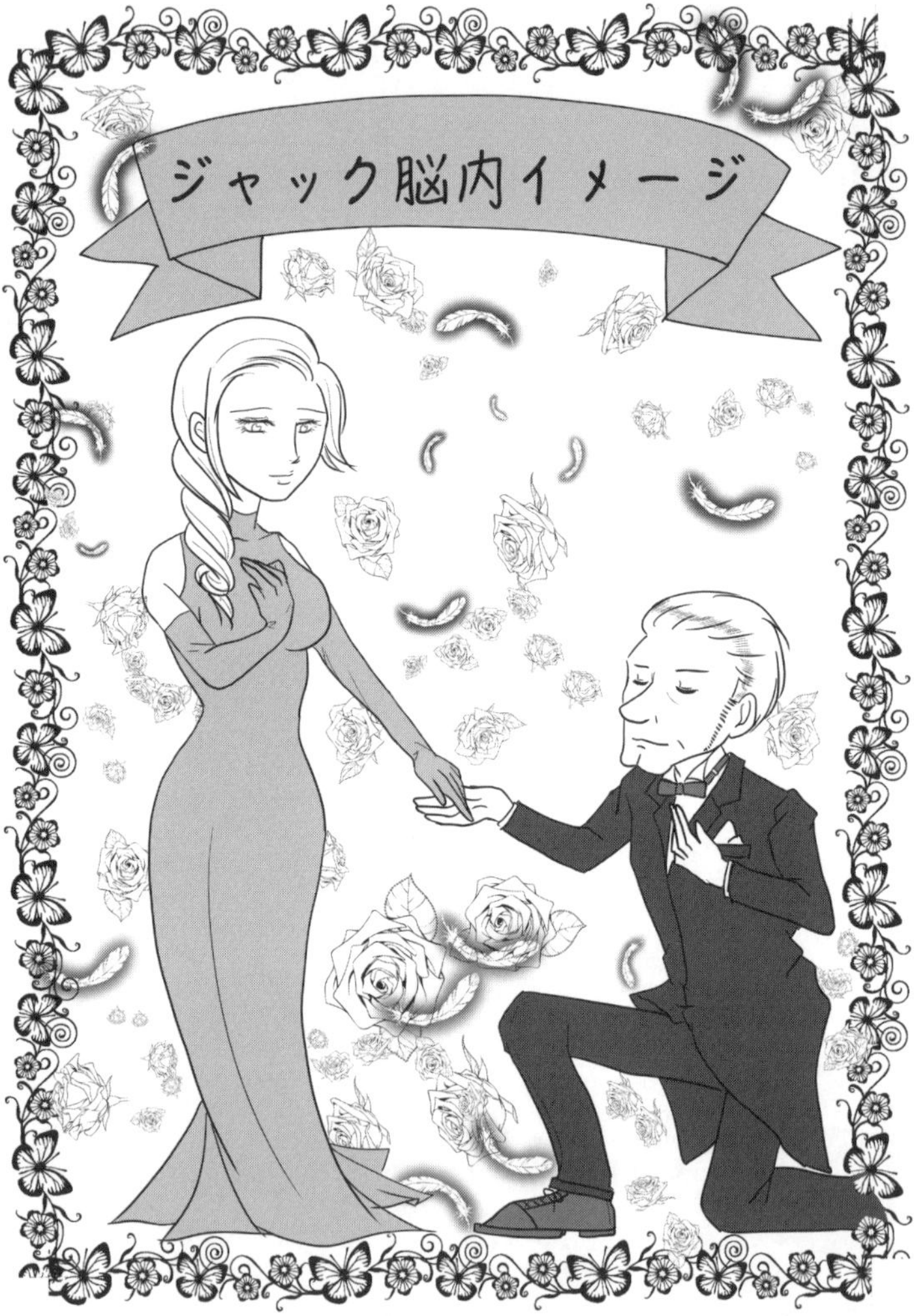
ジャック脳内イメージ

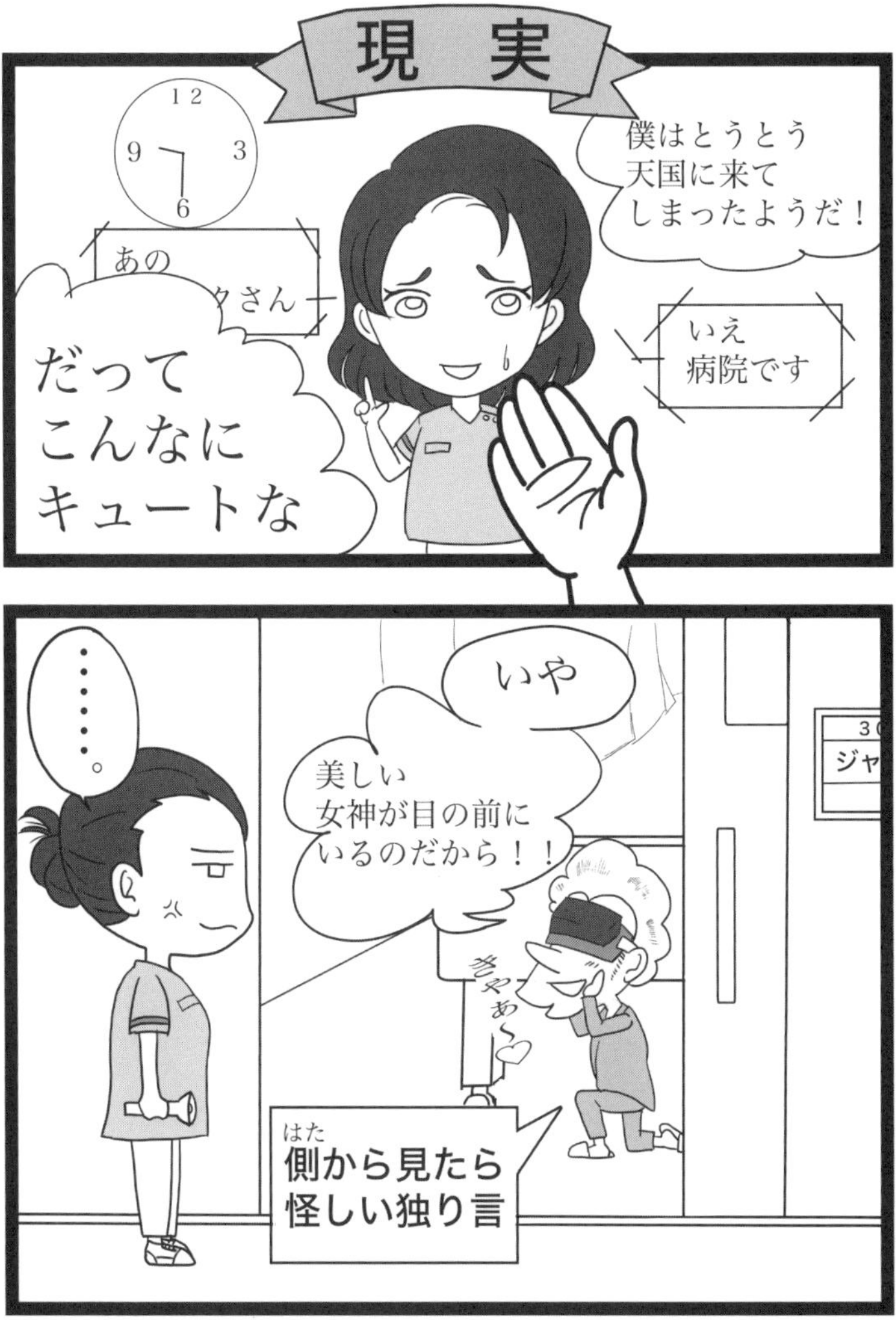
現実
12
9
3
6
僕はとうとう天国に来てしまったようだ！
あの
いえ病院です
だってこんなにキュートな
いや
美しい女神が目の前にいるのだから！！
……。
きゃぁ〜
側《はた》から見たら怪しい独り言

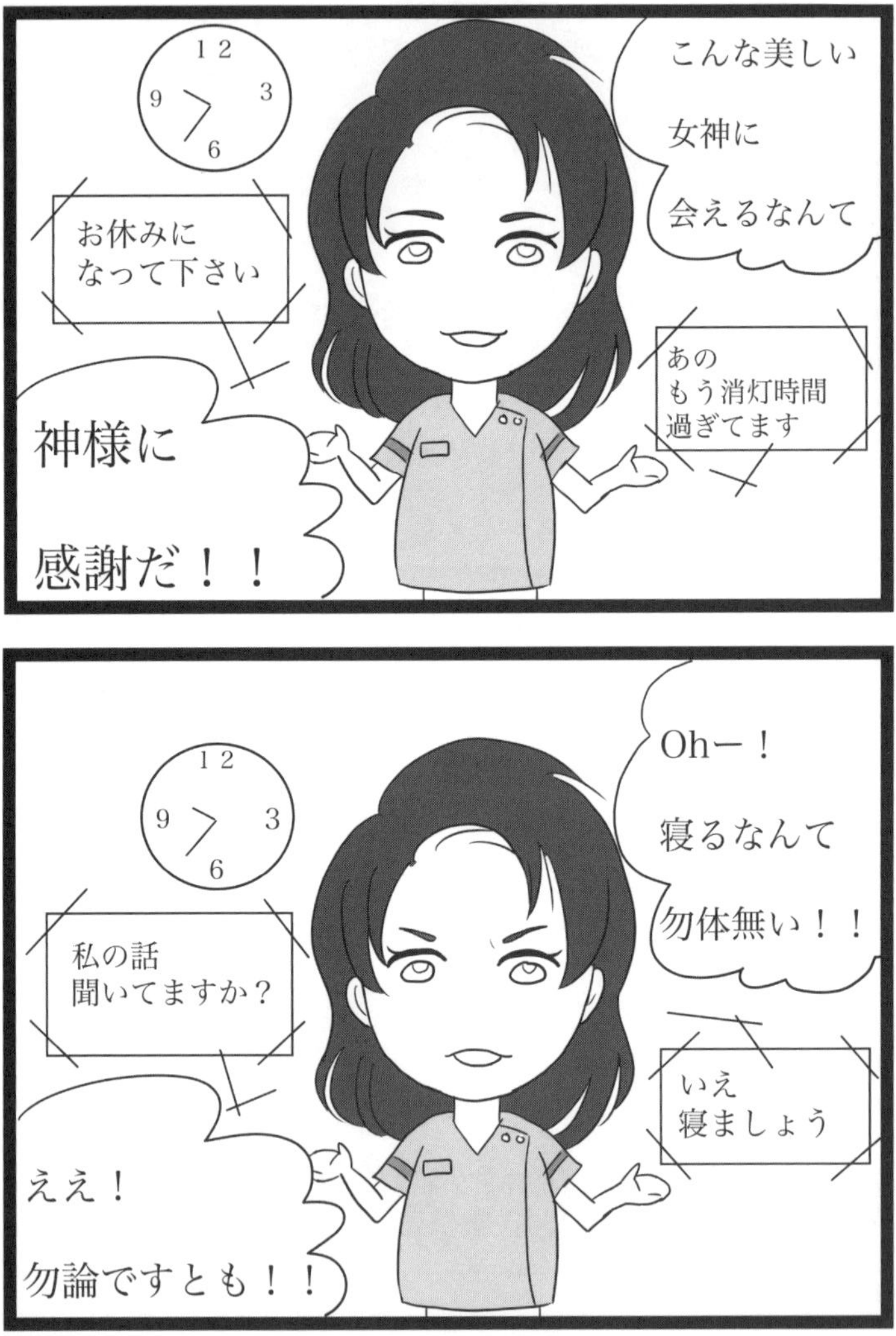
こんな美しい女神に会えるなんて
あの もう消灯時間過ぎてます
お休みになって下さい
神様に感謝だ！！
Ohー！寝るなんて勿体無い！！
いえ 寝ましょう
私の話 聞いてますか？
ええ！勿論ですとも！！

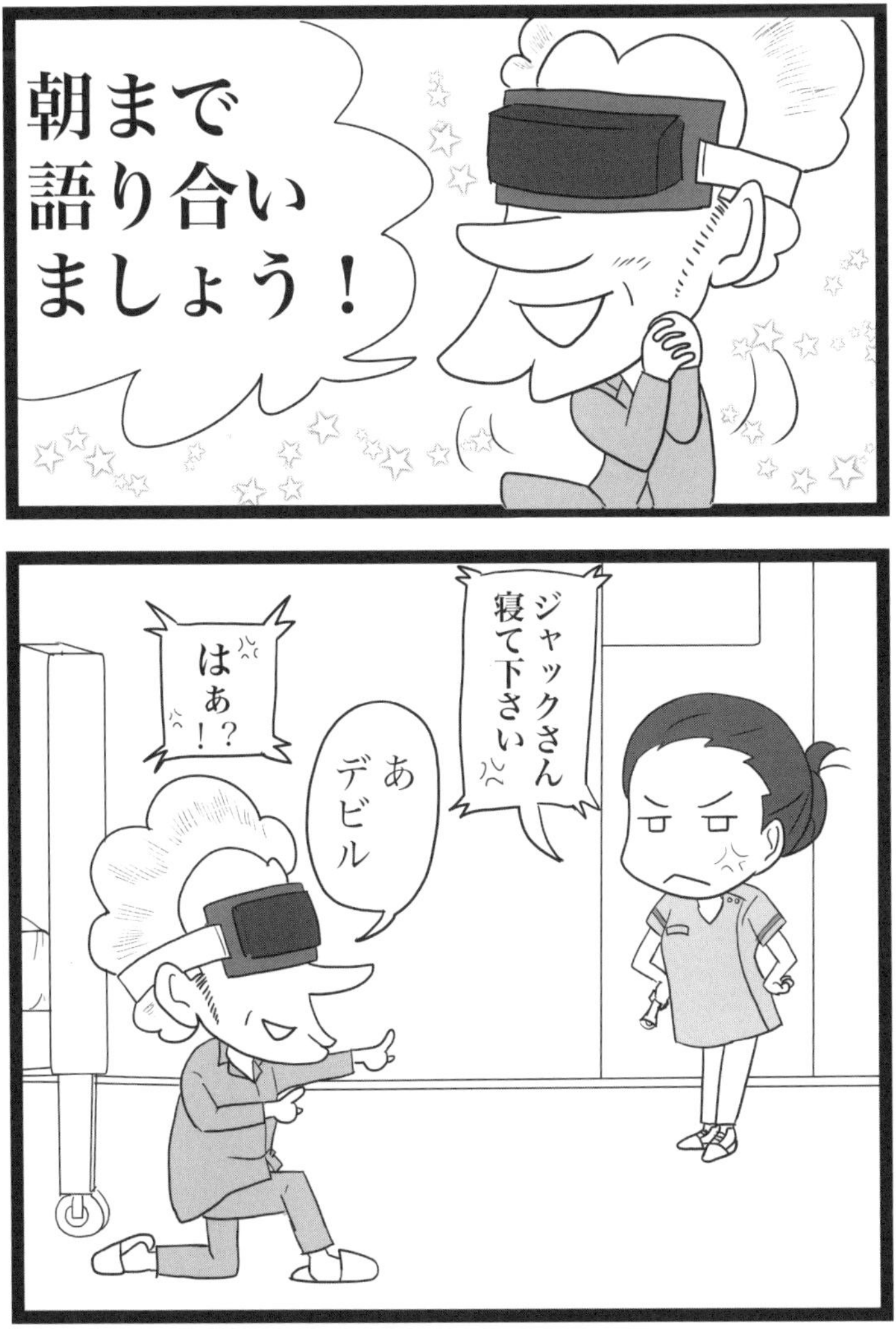
朝まで語り合いましょう！
ジャックさん寝て下さい
あデビル
はぁ！？

第2部

# real talk meterの話

第4章

# 優れものアプリreal talk meter

## 1　real talk meterってなに？

私たちが開発したreal talk meterというアプリでは、医師が患者さんを診察する場面で、2台のiPadを用意して、二人の会話を同時に表示するようになっているので、難聴の高齢者や、聞き取りにくい医師の話も表示される文字を見て理解ができるようになっていて、なかなか好評です。

ついでにこのアプリには、エラースコアという仕掛けもあります。これは、医師の話し方が早すぎたり、話し方が早すぎたり滑舌が悪くて聞き取りにくい時に便利です。

つまり、聞き取りにくい単語の数が、話した内容の何%かがリアルタイムに表示されるようになっていて、話している最中に、医師がその数字が高い（悪い！）時には、赤く表示されるので、気付いてすぐに、話し方を直すことができるのです。さらに、このアプリでは、表示されるだけでなく、会話内容をスマホに録音できるので、必要とあれば文書に印刷することもでき、医療訴訟の予防も可能なのです。

## 2　医療訴訟の防止になる

医師が親切心で長い時間説明すると、患者や家族の人は、疲れたり、似たような内容で話が混乱することが多いのです。不幸なことに、このことに説明する医師が全く気付いていないことがあるのです。

そのため、その場に参加していなかった親戚の人に、家族が十分な説明ができないために、結果として、顧客の少ない悪徳弁護士の誘いに乗って、その親戚が「そんなことは聞いてない」などと騒ぎ、挙げ句の果てに、医療訴訟に発展するケースが多いのです。

そのため、このアプリには、追加の〝グッズ〟が備わっています。つまり、会話の内容を録音して、テキスト文書に印刷ができるシステムです。話が終わったら、その文書を2部印刷して、医師と患者又は家族が、サインした上で家族に1部を渡すのです。この方法で、医療訴訟は完全に予防できるはずです。ちなみに、この内容については、拙著『わくわくする脳―リアル・トーク・メーターってなに?―』(毎日新聞出版、2022年)に記載しています。

## 3 医療現場以外でも活躍

ここで実際にあった銀行の話を紹介しましょう。大手銀行の窓口のことです。窓口のAさんは、顧客のBさんから、夫の死亡保険が4000万円入ったので、投資で儲けたいとの相談を受けました。Aさんが儲けが期待できる外貨預金を勧めたところ、簡単に承諾したので契約書を作成したのです。ところが予想に反して円安が急に進行したために、資金が〝目減り〟したのです。そのことを正直に説明したところ、Bさんは興奮して「そんなリスクの話は聞いてない。契約を元に戻して、お金を返してくれ」と言い出しました。

窓口Aさんは、「あの時、十分説明しましたよ」と説明しましたが、残念ながら話した証拠はないので、支店長が交代して、1時間もの時間をかけて、とりあえず帰っていただきました。

Aさん曰く、「この経験から、なんとか会話の記録が残せないものかと、考えていたのですが、real talk meterの話を聞いて、『これだ』と気付きました。上司に、是非とも当行への導入を検討してもらいました。二度と同じ思いはしたくないですから。一時は、銀行を辞めようとまで落ち込んだのですから。Bさんは、『聞いてない』じゃなくて『覚えてない』と言うべきなんです。でも揉めたら、顧客の方が強いんだから、癪だけど言いなりになるしかないんです」

## 4　Googleの最先端技術

　また、別の話を紹介しましょう。２０２２年10月11日（火）午前11時50分からのテレビ朝日のニュースで報じられた、銀行の窓口の話です。

コロナ対策の、アクリル板のような透明な仕切りが、パソコンの画面のようになっていて、窓口で会話している内容がリアルタイムに表示されるのです。窓口の女性の話した内容だけではなく、顧客の会話も同時に表示されるようになっているのです。そのため、難聴の高齢者でも問題なく理解ができると好評でした。

　この技術はGoogleが無償で提供しているらしいので、誰でも気楽に利用できるのです。まさに技術は日進月歩しているんです。もっとも表示される内容は近くにいる他人も見ることができるので、個人情報保護の点を注意する必要があるでしょう。

　また、この技術は、私たちが開発して特許を得ているreal talk meter のアプリの技術に似ています。

# 第5章 最新医療の便利グッズ

## 1 血糖値が測れる腕時計

つぎは、別の発明品を紹介しましょう。フランスの会社から発売される、〝ケイ・ウオッチ・グルコース〟といわれるもので、端的にいえば、〝腕時計型血糖値測定デバイス〟です。その名の通り、注射をせずに設定通りの時間で血糖値が測定される優れものです。さらに、あらかじめ設定した測定値を超えるとデバイスが振動して教えてくれるのです。

常に血糖値を気にしなければならない重症の糖尿病患者にはとても朗報です。近々、パソコンで有名なAppleからも同じようなデバイスが発売されるようです。

## 2 皮脂からパーキンソン病を発見する

変わった研究としては、あぶらとり紙でパーキンソン病の早期発見ができるものがあるのです。この技術は、ふき取った皮脂から、パーキンソン病に関するＤＮＡを解析するというものです。

さらに、ＣＴの画像から、認知症を早期に発見する技術も開発されています。すでにドイツのメーカーから発売されていますが、これは、認知症になると早期に、海馬という記憶の場所の脳細胞が壊れて無くなることに注目して、海馬の領域の面積を数値化して、ドクターが認知症を判断するのに役立てるシステムです。

## 3　聴診器になるイス

また、特別なイスに座るだけで、心臓や血管の状態を推定する技術も開発されています。これは、イスに座った時に、背中の部分に音響センサーを設置してあるので、いわば、聴診器を当てていることと同じになって、その心臓の音を聴診する原理で、診断に役立つのです。この装置を使えば、大動脈弁狭窄症などが、判明するはずです。

また、変わり種としては、〝ARフィットネス〟があります。これは、AR（拡張現実）やVR（仮想現実）をフィットネスに利用するものです。例えば、ボクシングが好きな人には、実際にボクシングでアバター（人の分身）と練習試合をすることができるように設定したデバイスです。一人でやるよりも、真剣味が感じられて、人気があるらしいです。

## 4　光でがんを破壊する

治療に関しても、色々な発明や発見があります。例えば、〝光免疫治療薬〟といわれる画期的な方法があります。光に反応する物質を静脈注射して、がん細胞に特別にくっつきやすくした物質（くすり？）を送り込んだところで、光を照射して、がん細胞を破壊するという治療法です。

この方法だと放射線治療の照射による副作用や抗がん剤治療の脱毛などの耐え難い副作用もないので、大いに期待ができます。この研究は、国立がんセンターや楽天の三木谷社長などが応援しているらしいです。

まもなく、がんは克服されるはずです。ただ心配なのは、そんなことになったら、がんの手術での、神の手を持ったドクターは、失業するのでしょうか？　心配です（？）。彼の家族、特に子供たちの生活が心配です。余計な心配ですね。

# 眠れない夜

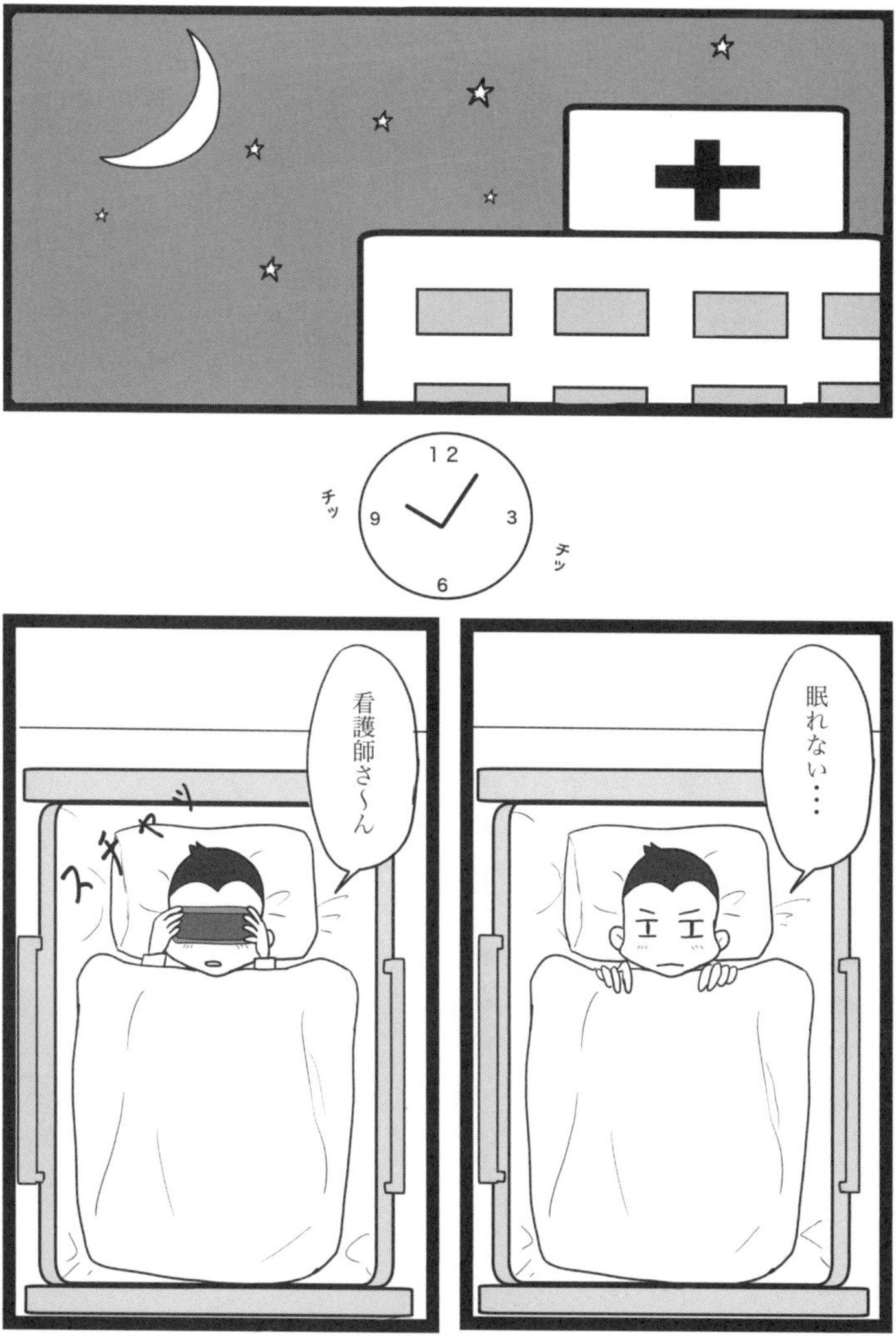

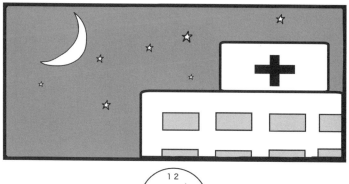

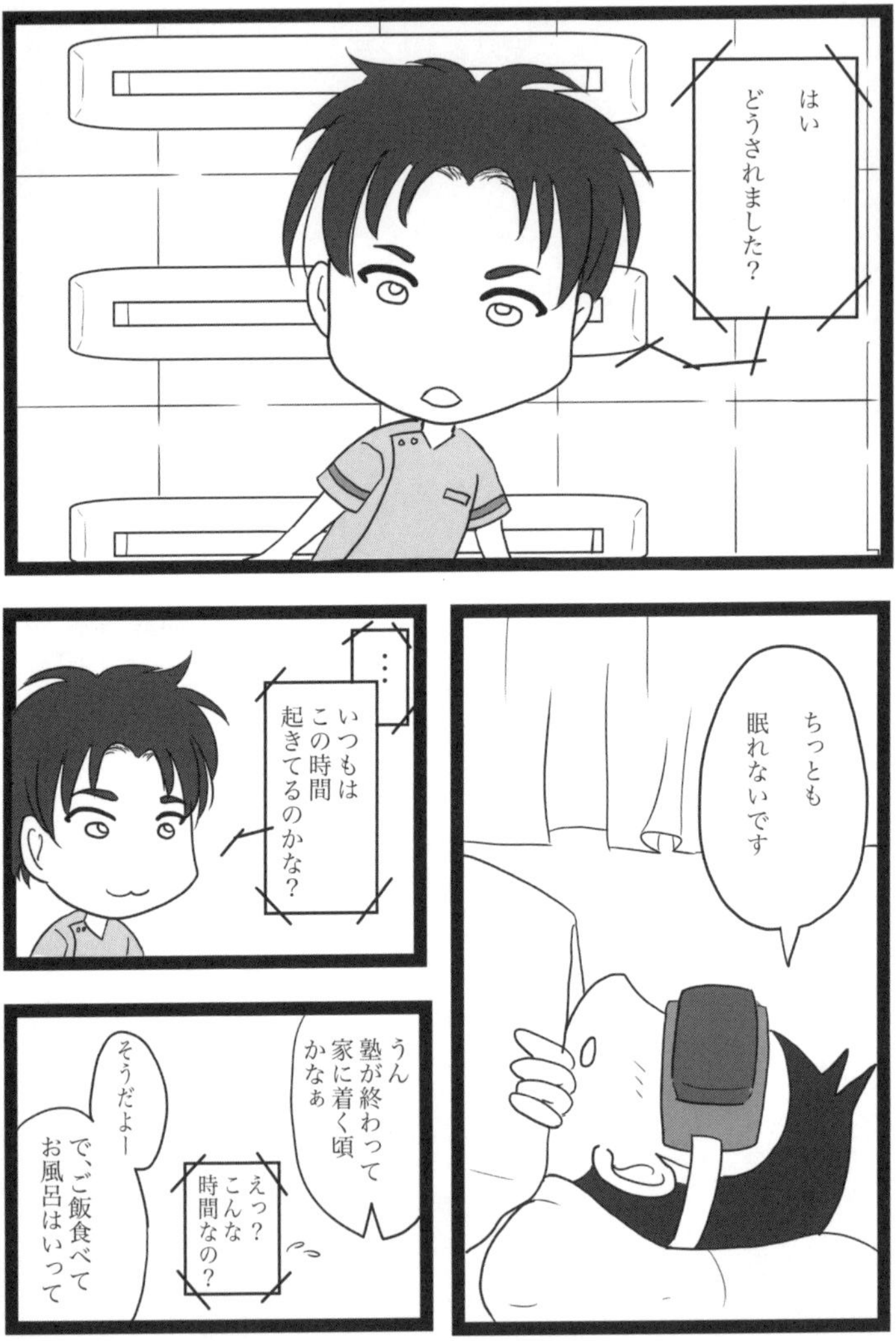
はい
どうされました？
ちっとも
眠れないです
…
いつもは
この時間
起きてるのかな？
うん
塾が終わって
家に着く頃
かなぁ
えっ？
こんな
時間なの？
そうだよー
で、ご飯食べて
お風呂はいって

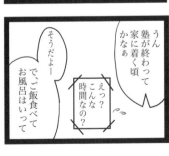

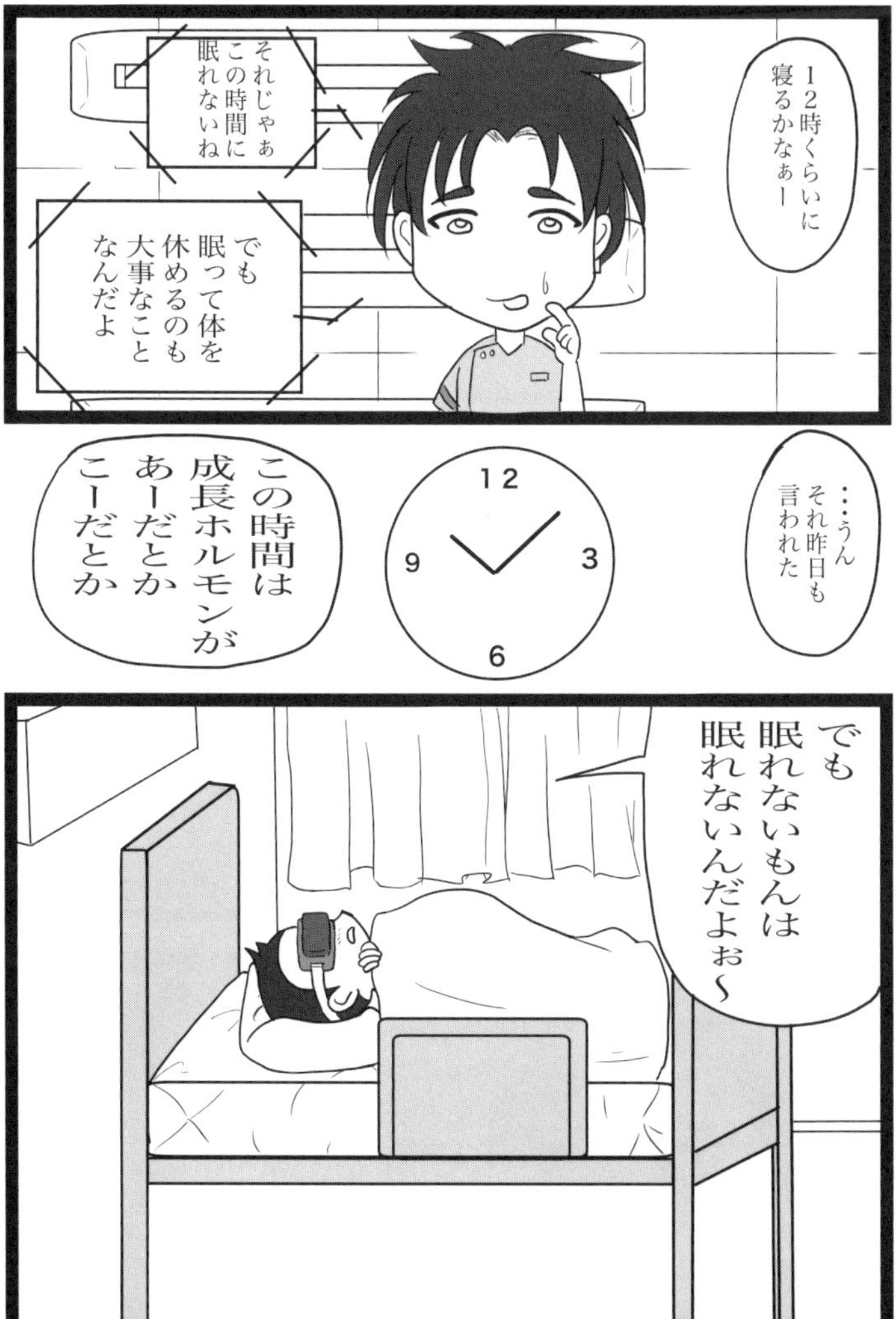

12時くらいに寝るかなぁー
それじゃぁこの時間に眠れないね
でも眠って体を休めるのも大事なことなんだよ
…うんそれ昨日も言われた
12
3
6
9
この時間は成長ホルモンがあーだとかこーだとか
でも眠れないもんは眠れないいんだよぉ〜

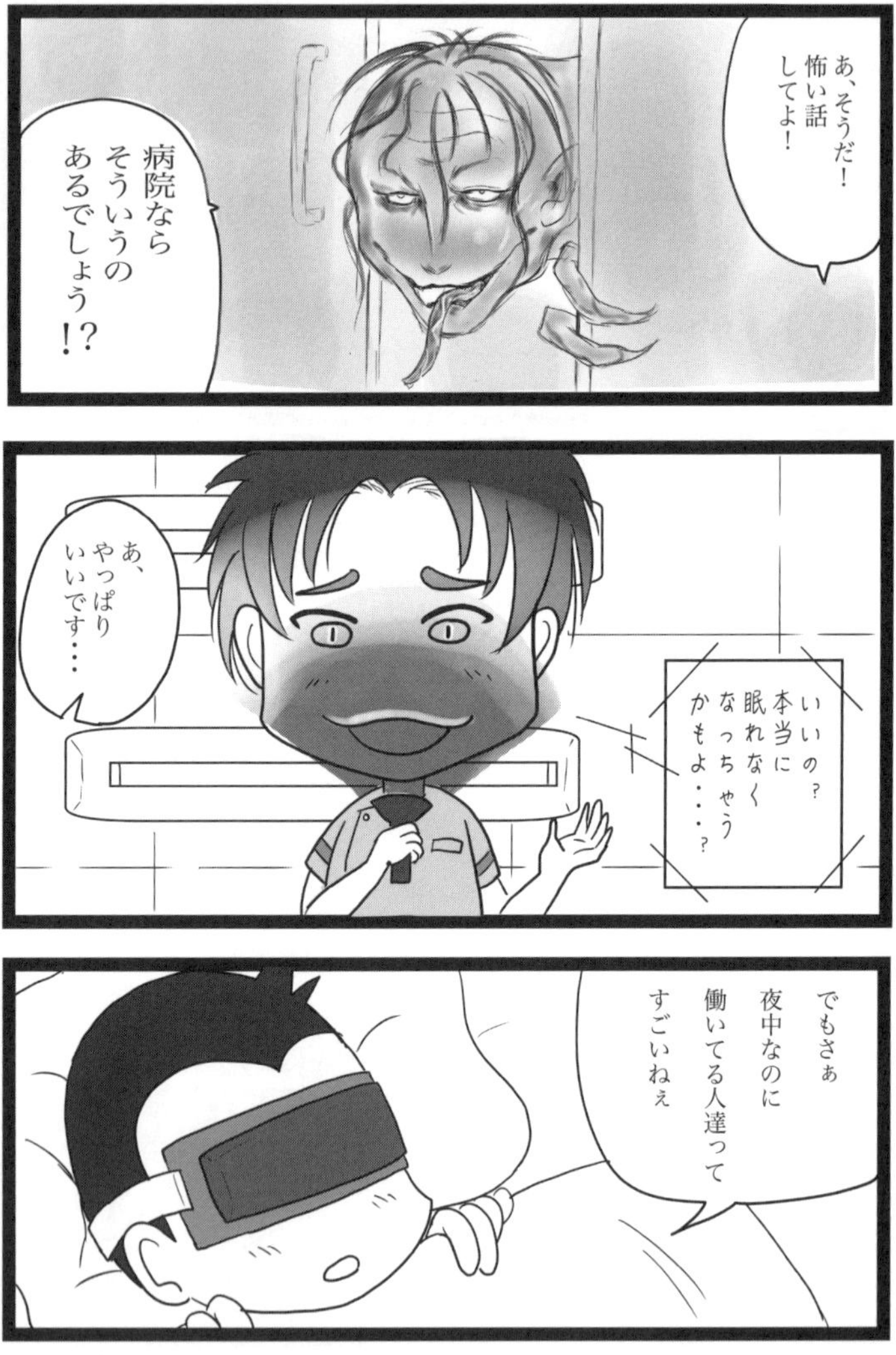
あ、そうだ！怖い話してよ！
病院ならそういうのあるでしょう!?
あ、やっぱりいいです…
いいの？本当に眠れなくなっちゃうかもよ・・・？
でもさぁ夜中なのに働いてる人達ってすごいねぇ

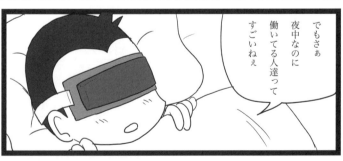

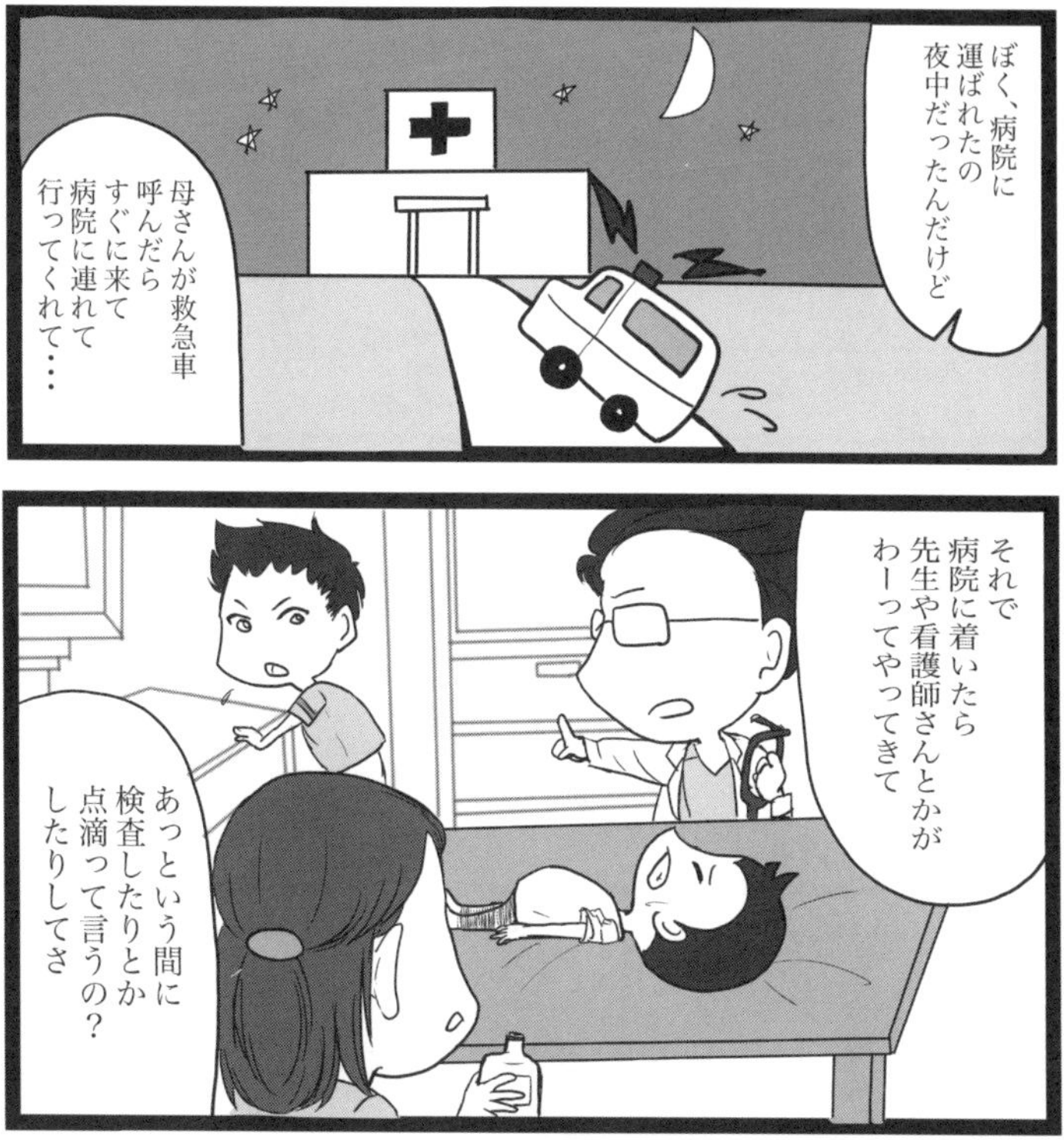

ぼく、病院に運ばれたの夜中だったんだけど
母さんが救急車呼んだらすぐに来て病院に連れて行ってくれて…
それで病院に着いたら先生や看護師さんとかがわーってやってきて
あっという間に検査したりとか点滴って言うの？したりしてさ
こういう人達がいるから安心して生活ができるんだって思ったんだ
パパ
大丈夫か？
ママ
痛くない？

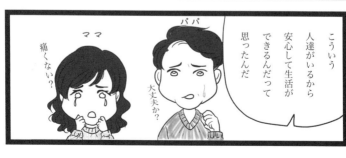

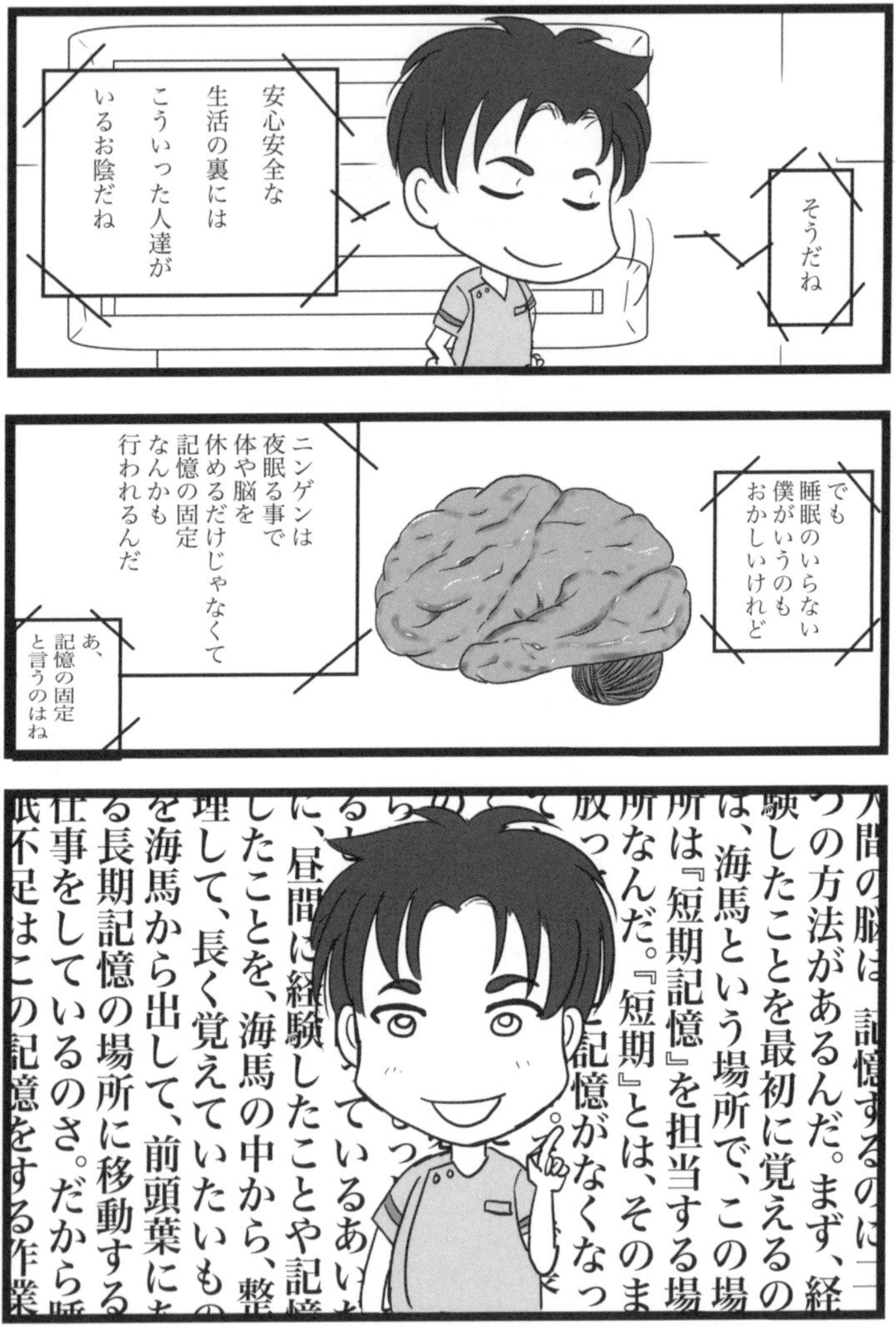
そうだね
安心安全な生活の裏にはこういった人達がいるお陰だね
でも睡眠のいらない僕がいうのもおかしいけれど
ニンゲンは夜眠る事で体や脳を休めるだけじゃなくて記憶の固定なんかも行われるんだ
あ、記憶の固定と言うのはね
人間の脳は、記憶するのに二つの方法があるんだ。まず、経
験したことを最初に覚えるの
は、海馬という場所で、この場
所は『短期記憶』を担当する場
所なんだ。『短期』とは、そのま
記憶がなくなっ
ているあい
に、昼間に経験したことや記
したことを、海馬の中から、整
理して、長く覚えていたいもの
を海馬から出して、前頭葉に
る長期記憶の場所に移動する
仕事をしているのさ。だから睡
眠不足はこの記憶をする作業

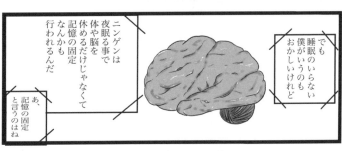

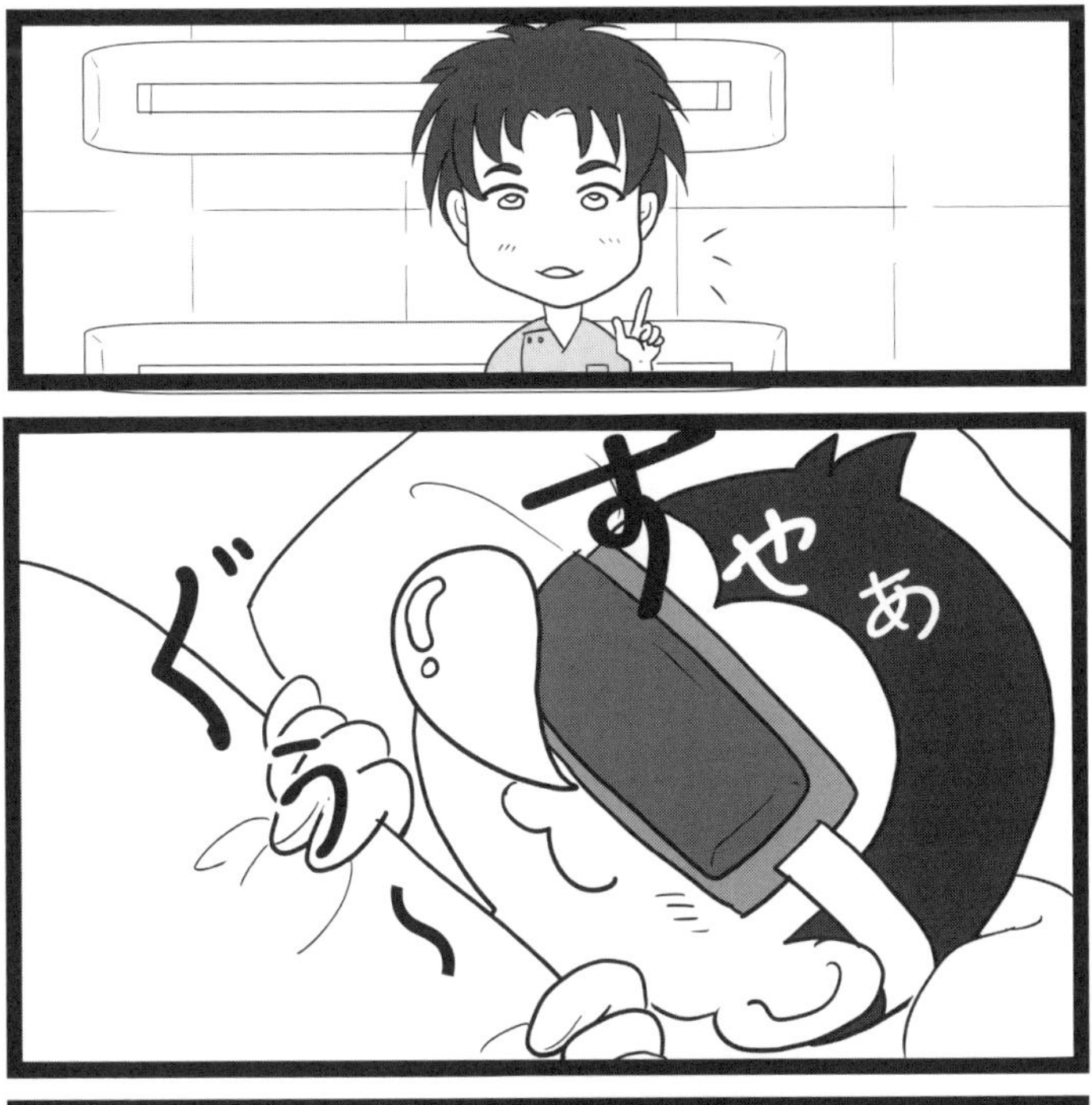
すやあ
ぐう〜
おやすみ
良い夢を
眠れない時は
退屈な話が
一番だよね〜
このあと
本物のナースが
ゴーグルを
外しました

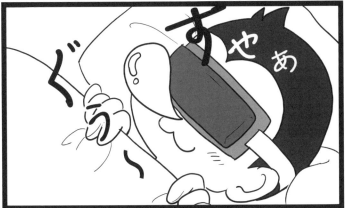

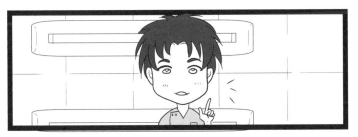

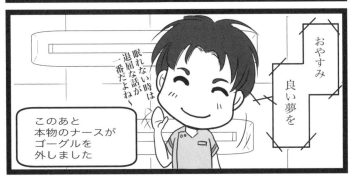

第3部

# AIナースの活躍

第6章

# AIナースとの雑談

AIナース物語

## 5

## ボケないためのわくわく

**患者H**「看護師さん、ちょっと相談があるんですが」

**AIナース**「なんでしょうか？」

**患者H**「実は、私の担当の看護師さんを、別の看護師田中さんに変えてくれませんか？」

**AIナース**「それは、どうして？」

**患者H**「担当の先生にも言われたことなんですが、ボケ老人にならないためにはわくわく感を持つことが大事と言われたので、恋をすることにしたんです。それが、看護師の田中さんです。彼女を初めて見た時から、胸がドクンとしたんです。彼女の清楚な感じや爽やかな笑顔を見ると自分がどうしようもなくなるんです。わくわく感でいっぱいになるんです。そしたら、最近の記憶力が、メッキリ上がったのがわかるんです。担当の先生の話が、納得できるんですよ。恋なんでしょうか? 看護師さん!」

**AIナース**「私は、AIなので、ハッキリしたことは言えません。恐らく、〝老いらくの恋〟だと思いますが、これから先は、本物のナースにお聞きください。失礼しますね」

**患者H**「ちょっと待ってください。担当の看護師さんを、看護師田中さんに変えていただくことはできませんか?」

**AIナース**「簡単には、返事ができかねます」

**患者H**「病院は患者の治療が何物にも優先されると聞いたんですが、あれは嘘なんですか」

**AIナース**「私を脅してどうしたいの?」

AIナース物語

# 6 “Five pennies, please.”

A－ナース「こんにちは、－さん」
患者－「こんにちは。今日は、ディキシー・ランド・ジャスの話をしても良いですか?」
A－ナース「良いですね。私、ディキシーは大好きなんです。特に、“five pennies（五つの銅貨：ファイブ・ペニーズ）”はよく覚えています。Fさんは詳しいの?」
患者－「よく聞いてくれました。僕は30代の頃、アメリカのルイジアナ州のニューオリンズに、ジャズが聴きたくて渡米したことがあるんですよ。そして、ジャズの実演が聞けるフレンチ・コーナーに行ったんです、一人で。そこでは、日本で言えば、屋台が並んでいるような感じで、バラック風の舞台が並んでいたのです。

その中の一つの、楽団員は黒人だが、なんとなく優しそうな顔のグループの小屋に入ってみた。他の客の振る舞いを盗み見ていたら、リクエストができるらしいことがわかった。つまり、チップを出して、リクエスト曲を言えば良いとわかったのです。そこでさっそく

“Five pennies, please.”と叫んで、5ドル札をカゴの中に入れたら、“Oh, no.”と断られたのです。チップが少ないからだと思って、さらに5ドル札を追加したところ、“Wait a moment.”と言われたが、はっきり理解はできなかったんです。楽団員はチップを取ろうとせずに、そのままだった。

さてどうしたものか、としばらく考えていたら、一番若い楽団員が外出したのが見え、その若者が、一人の年寄りをつれて帰ってきたんです。そして、間もなく、念願の“Five pennies”の演奏が始まったんです。感動しました。演奏が終わってから、彼らのリーダーとおぼしき人の説明では、『その曲は古いので、その曲を知っているリーダーが居なくて最初の楽団員では演奏できなかったんだ』とのことでした。聞いた曲も素晴らしかったが、彼らの態度に感激したんですよ。そこでさらに、なけなしのチップを追加したのは、言うまでもないことです。これが若かりし日の冒険です」

**AIナース**「とても素晴らしい話ですね。胸が温かくなりました。良い話をありがとう」

**患者I**「いえ、とんでもない。退屈な毎日なんで、雑談ができて、元気が出たので、明日の手術は受けます。今日はよく眠れそうですから」

**A－ナース**「それではお休みなさい」

**患者Ｉ**「ああ、忘れてました。ニューオリンズは、有名なジャズ・トランペッターの、ルイ・アームストロングの生地だそうです。つまり、ジャズの聖地なんです、〝せいち〟は親父ギャグですが。ついでですが、『5つの銅貨』は映画にもなっていますし、映画では、ダニー・ケイ扮する実在の人物レッド・ニコルズが学校の関係で、愛娘を家に残して妻と一緒に演奏旅行に明け暮れた末に、愛娘が高熱を出して病気になったのをきっかけに、親子の感情に修復ができないほどのヒビが入ったのです。そこで娘にお詫びの意味で作曲して、弾き語りをしたのが、〝Five Pennies〟なんです。きっと感動しますよ、この映画を観れば」

**A－ナース**「Iさん、すごく記憶が良いんですね」

**患者Ｉ**「いいえ、違いますよ。とても感動したので忘れられないだけです。ああ、看護師さん、私は近頃、忘れやすいのですが、病気ですかね」

**A－ナース**「うちのドクターによると、人は、神様から、〝忘れる〟という贈り物をいただいたそうなんですよ。はっきりした文献は知りませんが、恐らくそのことに近いことは、小林秀雄やラ・ロシュフーコーも言っているらしいです。つまり、辛い記憶を忘れて、楽しく生きるためらしいです。でも、楽しい思い出も忘れるのは、辛いですよね」



## 7 相続問題

**患者J**「看護師さん、今、雑談してもいいですか？」

**AIナース**「雑談なら大歓迎です」

**患者J**「実は、家族がみんなで集まって、家族会議をしたらしいんです。そこで話し合ったことは、私が死んだ後の財産をどう分けるか、つまり相続の話だったらしいですが、相続話が家族内〝争族〟（親父ギャグです）になったらしいです。そこで、揉めごとを解決するには、私に遺言書を書いてもらえ、となったらしいんです。まだ私は、治ることを考えているのに、ですよ。冗談じゃないと、頭に来てるんですよ。わかりますか、私の気持ちが」

**AIナース**「ええ、しっかりとわかります。それでどうしたいんですか？　Jさん」

**患者J**「私に早く死んでくれと、言っているようなもんじゃないですか。金輪際、財産は渡したくないんです。なにか良い方法はないでしょうか」

**AIナース**「弁護士さんに相談されたらどうですか」

**患者J**「弁護士に相談すると、とんでもない額の請求書がくると聞いているのでダメです」

**AIナース**「ダメですか」

**患者J**「そこで考えたのが、アフリカで食料が買えなくてひもじい思いをしているたくさんの子供たちの話をテレビで観たので、その団体に寄付をしようかと思っているのですが、看護師さんはどう思いますか？」

**AIナース**「素晴らしい考えですね」

**患者J**「じゃ、そうします」

## AIナース物語 8 夫婦喧嘩

夫婦の会話の問題を紹介しましょう。

**患者K**「看護師さん、プライベートな話をしてもいいですか？」

**A－ナース**「Kさん、なんでしょう？」

**患者K**「実は、古い（？）妻との会話がうまくいかないのです」

**A－ナース**「もう少し詳しく話してくれますか？」

**患者K**「わかりました。実は、妻の話し方が、いつも命令調なんで、すぐ喧嘩になってしまうんです。だから、まとまった話が全然できないんですよ。よその夫婦も同じなんですか？」

**A－ナース**「個人情報のことがあるので、あまり具体的な話はできないんですが、似たような話は、よく聞きますよ。だから、Kさんのお家だけの話じゃないんじゃないですか」

**患者K**「やはり、そうですか。安心したけど、残念な気がします。これでも、結婚する時は、親に反対されたのに、駆け落ち同然で結婚したんですがね。幸せだったのは、2～3年間だけだった気がします。看護師さんも、まだ結婚していなかったら、よく考えた方が良いですよ。結婚するかどうか、もです」

**A－ナース**「ありがとうございます。残念ながらもう結婚してしまったので、参考になりませんよ。ついでに言えば、私の場合も結構、夫婦喧嘩はしますよ。ただ、結婚した時の約束で、喧嘩をしても、その日のうちに、どちらかが謝ることにしているんです。謝る順番は、交互にしています。『今度はあなたが謝る番よ』とね」

**患者K**「とてもいい方法ですね。でもね、古い夫婦になったら、そんな約束を忘れてしまうんじゃないですか。古い（？）妻とこれからの人生を一緒に過ごさなきゃいけないと考えると、まるで地獄ですよ」

AIナース物語

## 9 まずい食事

**患者L**「看護師さん、雑談に付き合ってください。退屈で死にそうですから」

**AIナース**「そんなに退屈ですか。で、なんの話ですか？」

**患者L**「実は、僕が元気な時の食事の話なんです。妻の作る食事がまずいんです。文句を言うと、お医者さんの指示通りに作っているので、文句があるなら、医者に言えと言われるので黙って食べないようにしているんです。自分の好きな肉料理は、コレステロールが高いからといって、全く出してくれません」

**AIナース**「ドクターに聞いた話では、高齢者になったらむしろ肉料理を勧めていますよ。肉を食べないでいると、ボケ（医学用語です）る、かららしいです。まさか、喧嘩の仕返しに、奥さんがあなたをボケさせるつもりじゃないですよね」

**患者L**「よくぞ言ってくれました。まさしく、僕をボケさせていると思えば、思い当たることがあります。そう言えば、相続のことで喧嘩をしてから、余計にひどくなった気がします。さては、仕返しをしてるな」

**AIナース**「そんなことはないと思いますよ」

**患者L**「もう十分です。看護師さんと雑談してよかったです。ありがとう」

AIナース物語

# 10

## 入浴の順番

**患者M**「看護師さん、暇で困っています。話相手になってくれませんか」

**A－ナース**「良いですよ。私は暇ではないのですが」

**患者M**「実は家にいる時に、入浴する順番でワイフと喧嘩したことがあるんです。ワイフは、僕を一番先に入浴するようにいつもうるさく言ってくるので、入りたくなくなるんです。僕が入った後で、ワイフが先に体を洗わないで入ったらダメだとか、石鹸を使ったらちゃんと洗わないといけないとか、とにかくうるさいんです。しょうがないので、風呂は最後でいいといったら、近所の評判が悪くなるからダメだと言うんです。全くもって、僕をなんだと思っているんでしょう。看護師さん、一度、うちのワイフに聞いてみてくれませんか?」

**A－ナース**「お断りしても良いですか。『夫婦喧嘩は犬も食わない』と昔から言うじゃないですか」

患者M「やっぱりダメですか。それなら血圧が上がってもしょうがないというんですね」
AIナース「私を脅かしているんですか」
患者M「とんでもありません。ただ、他の家ではどうしているのかな、と思っただけです」
AIナース「ご愁傷様です。あっ、こんなことを言ってはいけませんよね」

AIナース物語

## 11 孫の育て方

患者N「看護師さん、聞いてくださいよ」
AIナース「どうしたんですか」
患者N「実はね、孫がいるんですが、子育ての考え方でワイフと意見が合わずに喧嘩が絶えないんですよ。なにしろ、ワイフはどうしても医者にして、病院を継がせると言って聞かないんです。そのため、まだ幼稚園なのに、習い事や塾通いをさせようとするんで、僕が反対すると、『お父さんは時代遅れだから、黙ってて』と言われてしまうんです。だけど、僕の考えでは、医者にするなら、人間的で情緒豊かで優しい人間になってほしいんですよ。塾で友達を蹴落とすことは覚えて欲しくないんです。医者になるなら、余計に、人間味のある、他人を優しく見られる人間教育が大事だと思うんですが、看護師さんは、どう思いますか」

**Aーナース**「おっしゃる通りだと思います。今でも、口の聞き方を、一から教育したいドクターが多いですからね。ドクターの悪口を言ってはいけない決まりになっているのですが、正直困っています」

**患者N**「そうですか。賛成してくれますか。安心しました。これでワイフのやつに、俺がボケてるなんて言わせるものか。看護師さん、なんか元気が出てきました。本当にありがとうございました」

**Aーナース**「それでは、私は役に立ったのかな」

**患者N**「素晴らしいです。看護師さんは医師と一緒に仕事をしていて、そんなわがままな医師はいませんか？」

**Aーナース**「よくぞ、聞いてくれました。いるのよ、それが。外科の医者でね、自分は神の手を持っているので、『箸より重いものは持てない』なんて気取っちゃって、手術室の看護師に聞いたら、とんでもない話でしたよ。手術の道具が古いから、自分の神の手が発揮できないなんて、その手術器具を投げ捨てるらしいです。手術の器具は、自分の相棒とまでいう医者もいるというのに。看護師に指示する時は、完璧な上から目線で、無理な注文が絶えないんですよ。その医師は、子供の時の教育がダメだったんじゃないでしょうかね。

**患者N**「それは大変ですね。そんな医者は、まもなく医療訴訟で訴えられるんじゃないでしょうか。そして、〝時すでに遅し〟のごとくに反省させられる時が来ますよ。その日を心待ちにしましょう」

**AIナース**「そうですね。楽しみが一つ増えました」

AIナース物語

## 12 お年はいくつ？

**患者O**「看護師さん、あなたには、彼氏がいるんですか？」

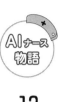

**Aーナース**「えー、どうしてそんなことを聞くんですか?」

**患者O**「あなたがとても可愛いからですよ。念のためですけど」

**Aーナース**「わー、嬉しいです。特定の人は今はいません。彼氏は募集中ですね。誰かいい人がいますか?」

**患者O**「こんな可愛い人は、放っとかないでしょうから、看護師さんは嘘をついていますね」

**Aーナース**「とんでもない」

**患者O**「ついでに伺いますが、看護師さんは、いつも同じバスに乗っているんですか?」

**Aーナース**「おー、怖。あんまりそんなことは聞かないほうがいいですよ。ストーカーと勘違いされますからね」

**患者O**「今後は気をつけます。ところで、お年はいくつですか?」

**Aーナース**「そんなことは女性に質問してはいけないんですよ」

**患者O**「ごめんなさい。悪気はなかったんです。ただ、美人の看護師さんと少しでも長く話をしたかったからです。すみません」

**Aーナース**「どういたしまして、あれー、この返事はおかしいですかね。年齢の返事は、想像におまかせしますので。それとも、iPhoneのSiriさんと同じような返事をしましょうか。〝そんな事を聞いて、私をどうしたいの？〟などです」

**患者O**「ところで、看護師さんは、本物なんですか、それとも偽物なんですか？」

**AIナース**「さてどう見えますか？」

**患者O**「本物らしいけど、とても美しいので、偽物かもしれませんが私にはわかりません。確認のため触ってもいいですか？」

**AIナース**「いいえダメです。百貨店でもそうですが、品物には触れてはいけませんよ」

**患者O**「そうですか、残念です」

**AIナース**「私はAIナースですので、触っても、あなたの手が私の体を通り抜けるだけで、触った感じもしないですよ。もっとも本物のナースなら、触ると、セクハラになりますから、気をつけてくださいね」

**患者O**「僕から見たら区別ができないですね。ついでに言わせてもらうと、本物の看護師さんよりも、優しいですね」

**AIナース**「まあ、お上手だこと。なにも出ませんよ。でもそう言っていただけると安心します。ところで、AIとかバーチャルとかの話は詳しいんですか?」

**患者O**「仕事をしていた時は、一応、IT関係でしたが、AR(拡張現実)やVR(仮想現実)の名前ぐらいは知っていましたが、あなたのようなAIナースが実際にいるとは全然知りませんでした。まさしく、科学は日進月歩なんですね。ところで、どうしてそんなに話が上手なんですか?」

**AIナース**「それは、私たちには説明できるだけの情報が備わっていないので、すみません。ただ私たちのような、しもじものナースにはわかりませんが、近々、介護ナースも導入されるらしいですよ。なにしろ、介護職の補充とか、つまり、介護職が足りないから、らしいです。もっとも、現在も介護の職員のわがままが大変だから、文句の一つも言わない素直な介護ナース(介護ロボット)を入れるんじゃないかと、噂が絶えません。そうしたら、わがままが多いナースも当然リストラ対象になるでしょうね」

**患者O**「なんとお答えしたらいいかわからなくなってきましたので、今日の話はここら辺で」

**AIナース**「またいつでも声をかけてください。さようなら」

AIナース物語

# 13 AIナースの見守り業務

**患者P**「ところでこの病院の看護師さんは、患者がトイレに行く時に、付き添わないんですね、不親切じゃないですか？　転んで骨折なんかしたら、大変でしょう」

**AIナース**「大丈夫ですよ。そんなことは十分考えている病院なんですよ。つまり、廊下は、『ころやわ』といって、転んだ時には、床が急に柔らかく変形するんですよ。だから転んでも骨折はしないんです」

**患者P**「それは本当ですか？　すごいですね、一度転んでみましょうか？」

**AIナース**「冗談はやめてください。転んだら痛いのは同じですから」

**患者P**「わかりました。でもそんな素晴らしいことも、考えているんですね」

**AIナース**「看護師の業務の中でも数が多いのが、『見守り』という業務です。これは、患者さんがトイレに行ったり、入浴したりする時に、付き添うことです。患者さんによって内容が違いますが、時には体を支えることもあります。この見守りの業務が減ることになったんです。だから、看護師の仕事も減って楽になったんです。ついでにいうと、この病院は、新病院に建て替えてから、新しいことも始まるんですよ。その新しいこととは、病室が全て一人部屋か二人部屋の二種類なんです。その理由がふるっているんです。つまり、大部屋があると、入院した当時は、一人部屋か二人部屋になるんですが、病状が落ち着いたら、大部屋に移動するんです。どこの病院でも、同じシステムです。ところが、この病室を変える『転室』が大変な作業です。しかも一日に転室が十部屋もある時は、それだけで看護師はヘトヘトです。患者さんの荷物の移動や患者さんの体の補助などで疲れるんです」

**患者P**「看護師さんも、大変な肉体労働者なんですね」

**A－ナース**「わかってくれますか？　だから、〝看護師の仕事は3Kの職場〟といわれて希望者が減っているんです。だけど、この病院は、転室や転倒防止の対策がしてあるんで、就職希望者が多いんですよ。ああ、忘れてました。この新病院にはもう一つ自慢することがあるんです」

**患者P**「それはなんですか？」

**Aーナース**「それは、隣り合った二つの病室の間に秘密があるんですよ」

**患者P**「看護師さん、じらさないで早く教えてくださいよ」

**Aーナース**「それはね、隣同士で使えるトイレとシャワーのユニットなんですよ。それがあるとね、患者さんは一日で何回もトイレに行くんですが、普通の病院ではそのトイレの度に、ナースコールで呼ばれて、トイレに行くための歩行介助をするんですよ。これが入院患者さん全員だから、回数が大変多くてびっくりしますよ。それが、この設備があることで、患者さんが手すりを使って自分一人で、用を足すことができるので看護師を呼ばなくなったんです。そのため、看護師の業務がとても楽になったんですよ。いわゆる、〝3K〟と揶揄《やゆ》されるような、〝きつい、汚い、危険〟ですが、これで3Kの職場は返上です。以前は病院には、そのようなユニットがなかったので、入院患者さんが、五十人いると、一人がトイレに行く一日の回数が、8〜10回になるので、全体では、50×8〜10＝400〜500回にもなって大変なんですよ。わかってくれましたか?」

**患者P**「〝目からうろこ〟のような、素晴らしいことですね」

# 第7章
# 幸福経営の話

AIナース物語

## 14
## 病院での幸福経営

**患者Q**「看護師さん、話がしたいんですけど、良いですか？」
**AIナース**「ええ、良いですよ。なんですか？」
**患者Q**「〝幸福経営〟って聞いたことがありますか？」
**AIナース**「ええ、話だけは聞いたことがあります。詳しくは知らないんですけど、Qさんは、詳しいんですか？」
**患者Q**「また聞きなんで、詳しくはないんですが、とても興味があるんです。例えば、入院している患者にとって、どうなんでしょう?」

**AIナース**「私は詳しくないんで、Qさんが話してくれませんか?」

**患者Q**「おそらく、企業や会社にとって、職員や関係する業者を含めて、みんなが幸せを感じられるような経営をすることだと思います。つまり、今は、そんな高尚な考え方をする経営者が少ないか、いないからだと思います。例えば、病院を例に取ると、ある病院では、昼食に時々、ビフテキや焼肉を出して、看護師さんたちを笑顔にする、ということを聞いたことがあります。これなんか、ビフテキを食べた看護師さんが患者さんに対応する時に、うっかり(?)、笑顔で話すらしいです。そうすると、患者さんもつられて、笑顔になるらしいです。ついでに言えば、職員同士もビフテキを食べた日は、笑顔で会話するらしいので、コミュニケーショントラブルも少なくなったらしいです。これは典型的な幸福経営なんですね。その病院の経営者に聞いた話ですが、『ビフテキを出すのは、費用が大変なんじゃないんですか?』と質問したところ、『とんでもない、ビフテキや焼肉を食べると、職員のモチベーションが1・7倍になるという、研究結果があるんですよ。だから、むしろ経営的にはプラスなんですよ。近視眼的に考えるとダメで、囲碁で言うところの(大局的な）判断ができなくなる』そうです」

ここで、幸福経営の追加の話として、ある病院の昼食の実話の話をしましょう。ビフテキはサプライズメニューと名付けて、ドクター七人の誕生日に合わせて実施しているのです。またビフテキの内容は、高級ヒレ肉１５０ｇで厚さが４㎝にもなるので、食べる時に口の中で上顎と舌の間が肉でいっぱいになるので、満足感でいっぱいになります。ところで、ビフテキの原価は一枚で四千円です。また、１５０ｇは、女性の職員には適量が１２０ｇと言われているので、やや多めですが、誰一人残す人はいません。この肉は、職員が日常では、値段が高すぎて、手が出ないらしいです、だからなおさら、価値があるのです。ただ、食後に、「ああ、食べるのに疲れた、なんて、久しぶり」などの声が聞こえます。作戦（？）としては大成功です。ちなみに、この病院とは（秘密ですが）、当院のことです。

ここで別の二人の会話を紹介しましょう。

「このビフテキは自分ではとても食べられない高級品なんですね。とてもおいしいから」

「私たちのような派遣会社からの清掃の人間にもこんなビフテキを食べさせてくれるなんて、感謝ですね」

「ここの理事長は太っ腹なんですね。うちの社長も爪の垢でも飲んでまねをしてほしいわ」

「それは無理というもんよ。なにしろ、社長は、ケチが服を着ているようなひとだから」

「そうよね」


さらに、幸福経営で考えていることは、定年制の廃止です。考えてもみてください、残りの人生が夕暮れ時で陽が沈むと人生が終わり、だなんて、酷ですよ。そこで考えたのが、定年の廃止です。この話をすると、デメリットを言う人が必ずいるのです。つまり、今まで十分に働いてきたのにまだ働かなきゃいけないのか、と。違います。働きたい人だけが、働けるシステムです。実のところ、定年になっても続けて働きたい人が、たくさんいるのです。

ついでの話ですが、定年で仕事を辞めて、悠々自適の生活をしている人の中の多くが、認知症になっていることも知るべきです。つまり、脳は使わないと萎縮して認知症になりやすいことがわかっているのです。それよりも、定年が近くなって、いつの日にか辞めさせられて、途方に暮れることを心配している人が多いのです。さらに言えば、仕事を辞めて、古い（！）妻と二人きりの生活なんて、地獄ですよ、ほんとに。

# 塩っぱい食事

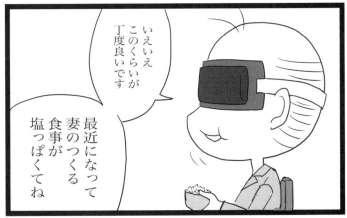

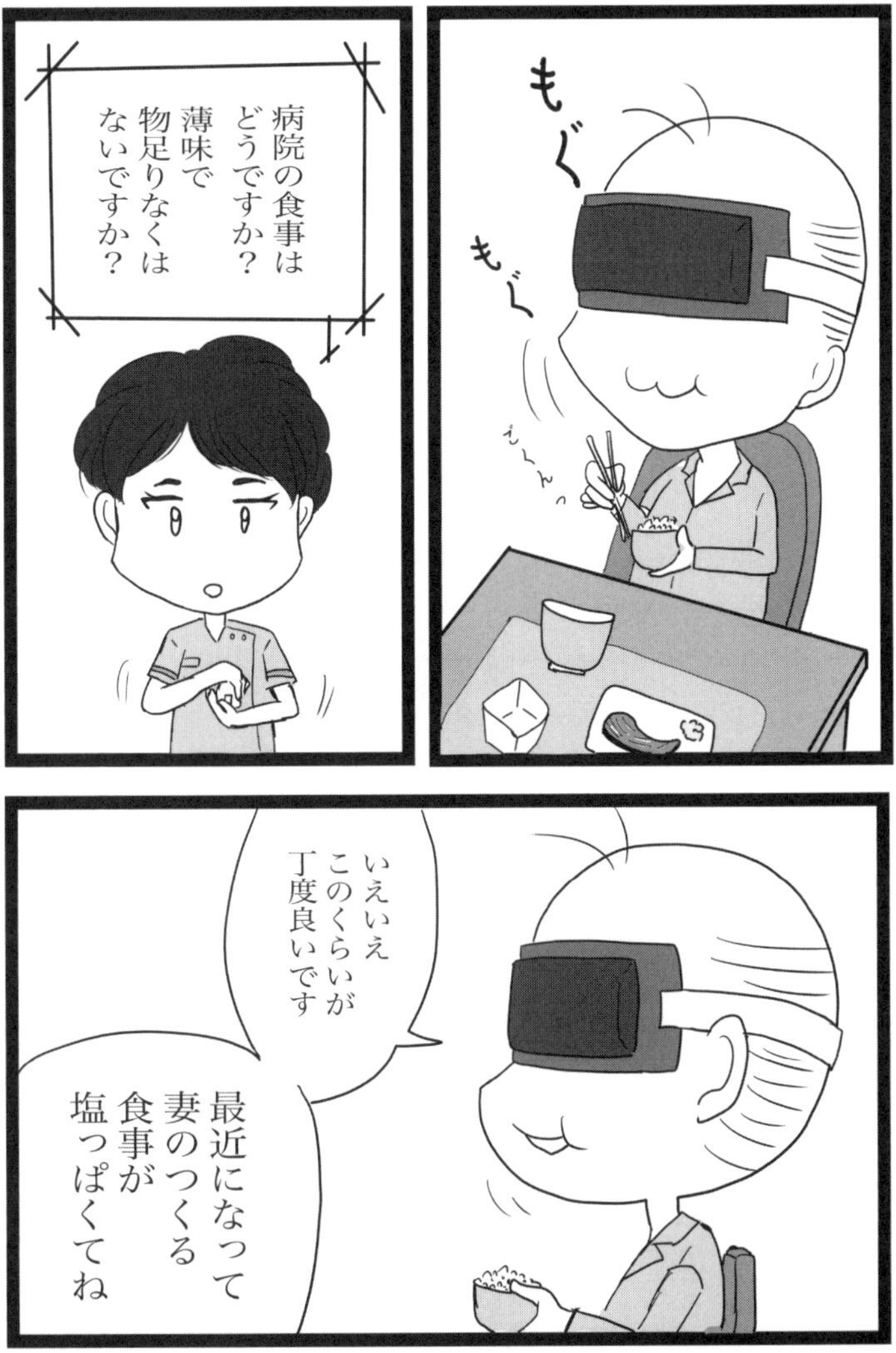
もぐ
もぐ
病院の食事はどうですか？薄味で物足りなくはないですか？
いえいえこのくらいが丁度良いです
最近になって妻のつくる食事が塩っぱくてね

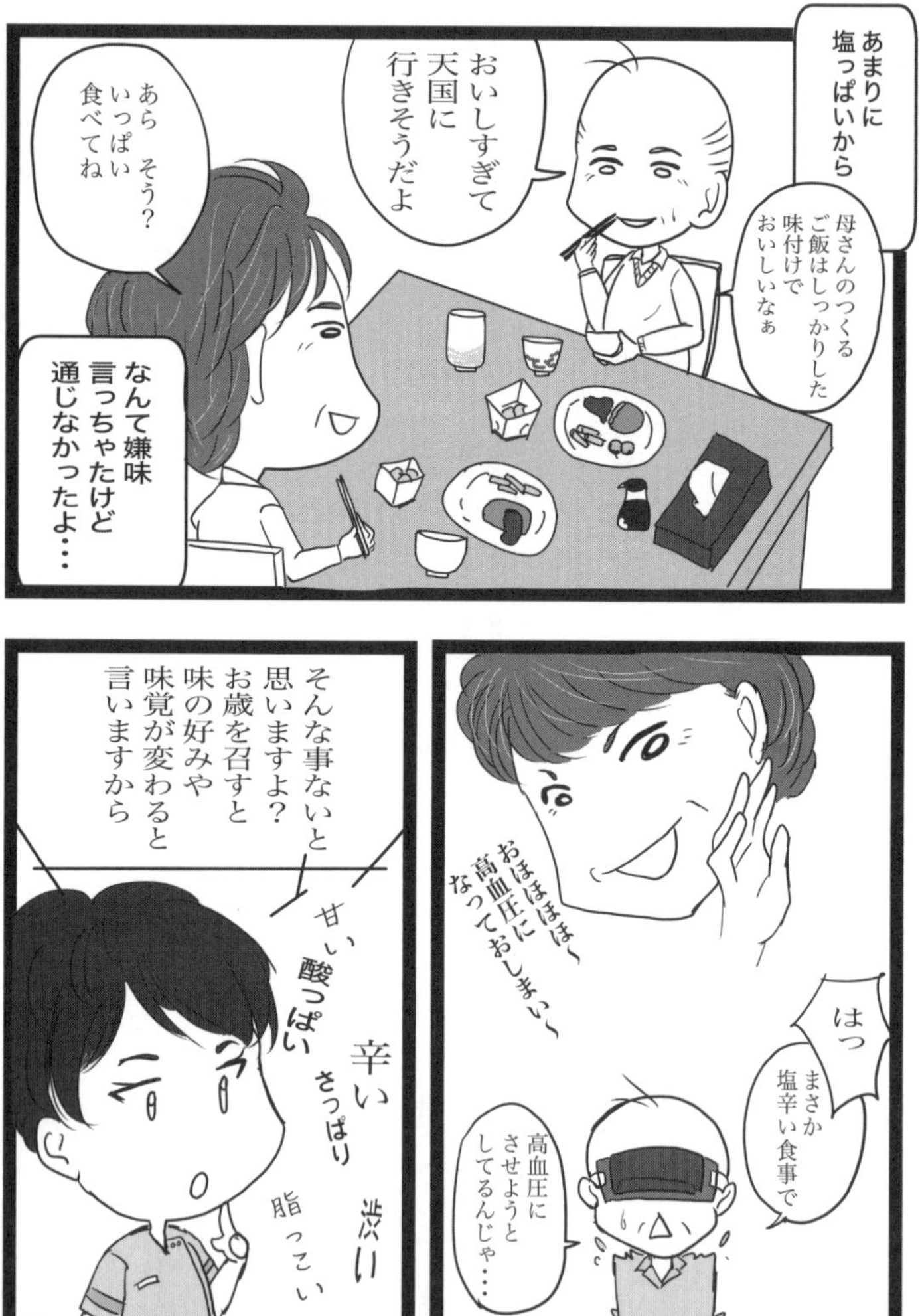
あまりに
塩っぱいから
母さんのつくる
ご飯はしっかりした
味付けで
おいしいなぁ
おいしすぎて
天国に
行きそうだよ
あら そう?
いっぱい
食べてね
なんて嫌味
言っちゃたけど
通じなかったよ…
おほほほほ〜
高血圧に
なっておしまい〜
はっ
まさか
塩辛い食事で
高血圧に
させようと
してるんじゃ…
そんな事ないと
思いますよ?
お歳を召すと
味の好みや
味覚が変わると
言いますから
甘い
酸っぱい
辛い
さっぱり
渋い
脂っこい

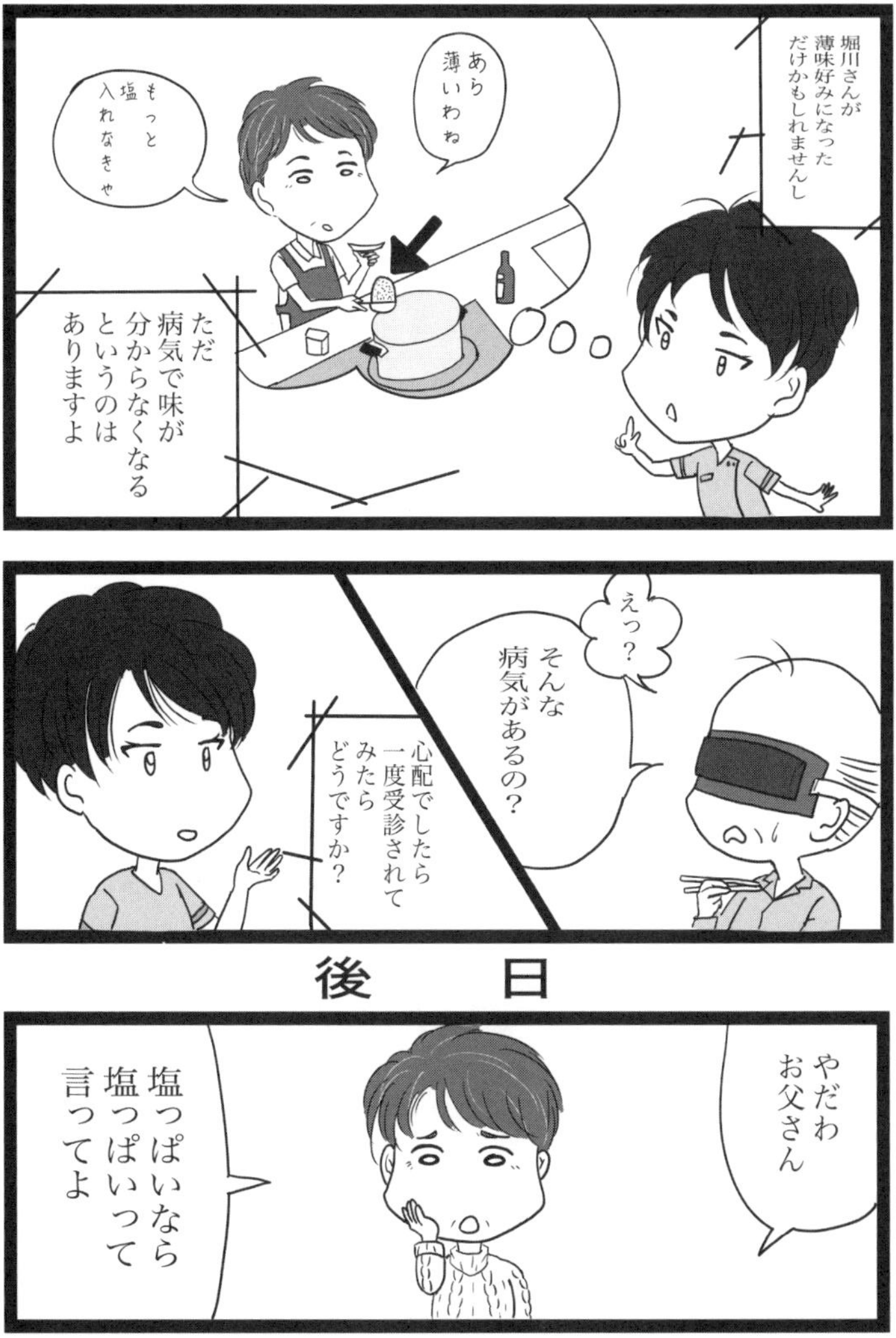
堀川さんが薄味好みになっただけかもしれませんし
あら薄いわね
もっと塩入れなきゃ
ただ病気で味が分からなくなるというのはありますよ
えっ？
そんな病気があるの？
心配でしたら一度受診されてみたらどうですか？
後日
やだわお父さん
塩っぱいなら塩っぱいって言ってよ

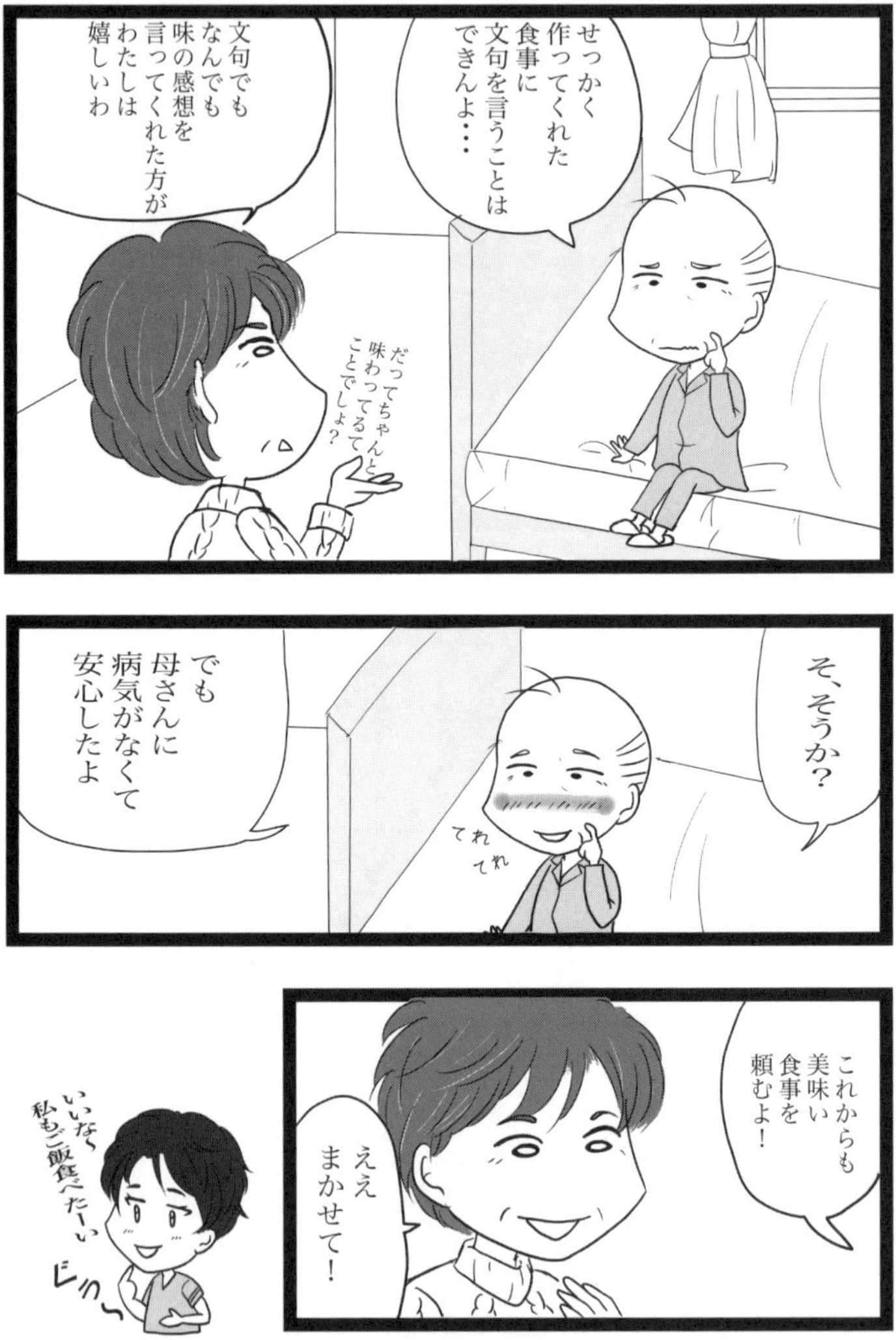

せっかく作ってくれた食事に文句を言うことはできんよ・・・
文句でもなんでも味の感想を言ってくれた方がわたしは嬉しいわ
だってちゃんと味わってるてことでしょ？
そ、そうか？
てれてれ
でも母さんに病気がなくて安心したよ
これからも美味い食事を頼むよ！
ええまかせて！
いいな〜私もご飯食べた〜い
じ〜〜

第4部

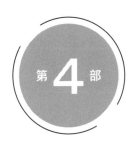

# わくわくする未来の話

第8章

# 物忘れの話

AIナース物語

## 15 ボケないために

**患者R**「物忘れにならないためには、なにに気をつければいいのですか?」

**AIナース**「専門の先生の話では、本を読むとか、わくわくする気持ちが大事らしいですよ」

**患者R**「では、どんな本が良いですか?」

**AIナース**「恋愛の本なんかがいいんじゃないんですか。例えば、プラトニックな恋愛ものなどはどうでしょう。おそらく、そんな本はわくわく感もあると思いますよ」

**患者R**「良いことを聞きました。さっそくそんな本を買ってきてもらいましょう。ちょっと待ってください、うちの奥さんに、そんなことは頼めませんよ。なにしろ、嫉妬深いんですから」

**A－ナース**「それは大変ですね。しょうがないですから、私が買ってきましょうか。それから、先生の話では、推理小説も良いらしいですよ」

**患者R**「えー！　そんなことを頼んでもいいんですか。今回は、推理小説よりも、恋愛ものが良いですね。自分の若かった頃を思い出せるのなら、楽しみですね」

**A－ナース**「〝乗りかかったフネ〟というじゃないですか」

**患者R**「ほんとに看護師さんは優しいですね。惚れちゃいそうです」

**A－ナース**「まあ、上手ですね。とりあえず、今日はここまで、ですね」

AIナース物語

# 16 パラレルワールド

**患者S**「看護師さん、ちょっと。心配なことがあるんですが」

**AIナース**「なんでしょう？　眠れないんですか？」

**患者S**「そうじゃないんです。夢を見たんです。自分が別の世界に連れて行かれるんですよ」

**AIナース**「別の世界ってなに？」

**患者S**「この宇宙には、地球と全く同じ星があって、そこには自分とうりふたつの人間がいるんだそうです」

**AIナース**「そんな話を、物知りのドクターから、聞いたことはあります。パラレルワールド、とかいうそうですね」

**患者S**「よく知っていますね。そうなんですよ。実はね、パラレルワールドにも、自分と同じ人間がいるんだそうです。そして、その人間がしたことが、今の自分に反映してくるんだそうです。また、今の地球が嫌になったら、いつでもそちらの世界に移れる方法があるらしいんです。そう考えたら、今の自分のがんの病気を治すのに辛い副作用のある抗がん剤治療をしないで、そちらの世界に移ってしまえば、病気も治るんじゃないでしょうか」

**A－ナース**「そんなに上手くいくんでしょうかね。一応、担当の先生に話してみますね」

**患者S**「あー、看護師さん、それはやめてください。自分が先生の腕を信用していないと思われたら、困るんで。また、副作用で頭がおかしくなったと思われても困りますから」

**A－ナース**「じゃあ、二人の秘密ですね」

**患者S**「こんな若い看護師さんと秘密をもったら、奥さんになんと言われるか心配です」

**A－ナース**「奥さんには秘密ということでお願いします」

**患者S**「ちなみに、2018年に製作されたスティーブン・スピルバーグ監督の作品で『レディ・プレイヤー1』が、このような世界を表現しているのです。その世界では、アバター（分身）が活躍しているのです。ご存知でしたか？」

**A－ナース**「とても、とても」

**患者S**「また、退屈しのぎに付き合ってくれますか？」

**A－ナース**「喜んで！」

パラレルワールドの追加の話を紹介しましょう。パラレルワールドでは時間の進み方も違うのです。例えば、今自分がいる地球よりも50年も遅れてる星の世界に移れるならば、その世界の自分と同じ人間は50才も若くなって活動ができることになるのです。だから、再び初恋の人に出会って、今度こそ、ハッキリと、〝こくる〟ことができるはずです。考えるだけで、わくわくしますよね。元気のもとの男性ホルモンが爆湧して若返りますよ。それがたとえ、自分のアバター（分身）であっても、十分満足です。

第9章

# 未来の話

## 1 五感を数値化する技術

ここで、休憩して、未来のことを考えてみましょう。

本の紹介です。『世界を変える100の技術』（日経BP、2022年）からの紹介です。その一つ、五感センサーですが、人間の五感を、計測するセンサーです。

五感とは、味覚、聴覚、視覚、触覚、嗅覚です。この五感を数値化する研究が行われているのです。五感は人間を人間たらしめている究極の感覚です。この五感の程度は、個人的で、人間的なもので、これが客観的な数値に置き換えられることには抵抗がある人も多いと思いますが、メリットもあると思われます。すでに聴覚は病院での聴覚検査で、視覚は眼科での視力検査で数値化が行われています。残るのは、味覚、触覚、嗅覚ですが、味覚は、甘味、塩味、苦味、酸味、旨味の五つがあります。これらは舌の表面にある味蕾（みらい：医学用語です）で判断されます。それぞれの味のセンサーを使って、数値化がされています。

また、触覚には、圧覚、温覚、冷覚、痛覚などがあります。これらにもそれぞれに合ったセンサーが開発されていますので、数値化が可能です。さらに、最近では嗅覚のセンサーも開発できているのです。

例えば、テレビドラマの『科捜研の女』や『相棒』で有名になった青酸カリによる殺人事件の場合に、〝アーモンド臭のにおい〟が決め手になるらしいですが、一般人には馴染みがなく、判断がつきません。そこで、嗅覚センサーでアーモンド臭を判断できてなおかつ、その程度も数値化されるなら、テレビドラマの脚本家も頭を切りかえる必要がありそうです。

つまり、すでに、人間の五感は数値化できているのです。ただ単に、利用方法や応用方法がはっきりしていないだけなんです。例えば、嫌な臭いや危険な臭いは数値化して、あらかじめ設定した数値を超えたら、アラームで知らせるということができれば、とても役に立つはずですから、すぐにでも実用化して販売してほしいです。

また、味覚を数値化すれば、誰でも料理の達人になれるということになります。そうすれば、奥さんの料理がまずくて離婚することはなくなるでしょう。また、触覚が数値化されれば、愛情さえあれば、誰でも上手なマッサージ師になれるでしょう。

## 2 アバターが会話する技術

凸版印刷の会社の話をしましょう。2023年10月には社名を変更するそうです。メタ・バースにちなんで、ミラ・バースというサービスを提供しています。それだけ、これからの世界がメタ・バースに傾倒することを予想しているのです。この会社は、顧客のアバターを10分くらいですぐに作成できるサービスを開発しているのです。さらに会話もできるようになっているのです。驚きますよ、本当に。

会話の内容を複雑にするには、本人の過去の会話からdeep learningすればできるらしいです。

ちなみに、テレビで見たのですが、岸田首相が橋下元大阪府知事のアバターと親しそうに会話している映像が紹介されていました。驚くべき進歩です。

第10章

# 本の紹介

## 1 『養生訓』と人間の三楽

最後に、本の紹介です。

山口昇氏は著書『人生100年時代』（風詠社、2021年）のなかで、江戸時代の名医・貝原益軒が著した『養生訓』にふれています。人間の三楽についての話で、「人間には三つの楽しみがある。第一は道を行って、自分に間違いがなく、善を楽しむことで、第二は、自分に病気がなく楽しむこと、第三は、長生きをして長く楽しむことである、そして、人間であるからには、この三楽を手に入れる計画がなくてはならない」というのです。けだし、名言です。

ちなみに、東京・御茶ノ水の有名な三楽病院の名前の由来は、この話からだそうです。正確に言えば、孟子の「君子に三楽あり」が語源です。

## 2 アインシュタインの脳

次の本は、坂上雅道氏の著書『すごい脳科学』（総合法令出版、2022年）からです。この中の一部を紹介しましょう。まず、「天才アインシュタインの脳と私たちの脳は何が違うのか？」です。

カリフォルニア大学バークレイ校が検死した脳の切片とデータを譲り受けたダイアモンド博士の話では、脳の重量やニューロン（神経細胞）の数には違いがなく、あまり重要ではないと考えられていたグリア細胞の数がとても多かったと報告しています。グリア細胞はニューロン細胞を支える働きをしているのです。

そこでわかったことは、〝グリア細胞〟がシナプスの可塑性を進めることで、脳の情報伝達の効率化をより高めている、というのです。

少し注釈すると、ニューロン同士が情報をやりとりすることで脳が働くのです。この際、ニューロンを継ぐ隙間はシナプスと呼ばれていますが、一つの情報がニューロンを介して伝達するにはシナプスの隙間で化学物質のやりとりをしているので、次の情報を伝えるには、このシナプスの隙間をすっかりきれいにする必要があるのです。

この隙間をきれいにするための時間を短くするのに、掃除役のグリア細胞が必要なんです。したがって、グリア細胞が極端に多かったアインシュタインの脳は、とても脳の働きが良かったと、想像できます。これが答えです。ところでこのグリア細胞を増やす方法を教えましょうか。いや、その前に、脳の可塑性は何才になっても起こる現象なので、遅いということはないそうです。今からでも脳を鍛えましょう。

では、元に戻って、約束の脳の可塑性を高めるグリア細胞を増やす方法でしたね。

まず、食事の関係では、多様性に富んだ食習慣が大事です。ちなみにこの食事法は、アルツハイマー病の予防や脳の萎縮の予防にもなるのですよ。特にタンパク質やビタミン類を補うことが大事です。また、適度な筋トレも効果があるといわれています。

またまた、朗報です。成長期を過ぎた大人の脳であっても、ニューロンが再生することがわかってきたのです。これを新生ニューロンというのだそうです。特に睡眠によってニューロンが再生するというのです。だったら私たち庶民にもできますね。なかでも、30分くらいの昼寝が、一番効果的らしいです。だいじょうぶ、昼寝なら、願ってもないことです。ありがたいことを聞きました。

## 3 人生100年時代を楽しむために

私は以前から、〝人生100年時代の素晴らしさ〟を主張してきました。ところが、困ったことが起きたのです。在宅医療を行っている、杉浦敏之先生の著書『死ねない老人』（幻冬舎新書、2022年）の主張です。

彼によると、世界でトップクラスの長寿国、日本ならではの深刻な問題です。すなわち、彼のクリニックを訪れる高齢者の患者のかなり多くの人が、「死にたい、死なせてください」などと訴えるのだそうです。「死ぬこともできないなんて」と苦悩を漏らすのです。それで深刻なのは、そんなことを言う高齢の患者さんが、決して寝たきりや重症な病状の人とは限らないのです。

長寿を極める人は、親しかった友人には死に別れ、頼りにしていた配偶者にも先立たれて、独りぼっちになる人が多いのです。65才の定年の後、20年ほどの老後は長すぎるらしいです。なんとももったいない話です。つまり、「生きがいがない老後」になるからです。

普通に考えれば「生きがい」とは、「人の役に立つ」ことや、「好奇心を持って学ぶ」ことだと言われます。具体的に言えば、「人の役に立つ」には、地域の清掃やイベントの世話人をすすんでやることなどがあります。

また、「好奇心を持って学ぶ」は若い人に負けじと無理に頑張ってパソコンなどに挑戦しなくてもいいんです。写真（スマホでもOKです）や音楽（カラオケでも良いんですよ）、料理やDIY（日曜大工などでも）など、ハードルの高くないものに挑戦するのが早道です。そうすれば、一緒に学ぶ仲間同士との会話が、脳の活性化に繋がるので、〝一石二鳥〟の結果となります。

「人間にとって、一番面白いのは他者とのコミュニケーション」と言われています。他者とは、親しい友人でなくても良いのですよ。例えば、小さな孫や異性の人などとの会話は、ボケ（医学用語です）の防止にとても良いとわかっています。特に、異性との会話で、〝わくわく感〟があれば、最高です。

先に紹介した坂上雅道氏の著書『死ねない老人』の中で、延命の意味に疑問があるような、「胃瘻（胃の手術をして直接食事を胃に流し込むための管）や人工呼吸器などの医療行為でむりやり延命処置をしているのは、なぜか？」と疑問を提示しています。

それは家族を含めた周りの人の〝命〟に関する日本人の特別な感情があると、指摘しています。すなわち、第二次世界大戦で敗戦国となった日本人は、民間人を含めて300万人もの多数の死者を経験したために、「もうこれ以上国民を死なせてはいけない。命は何物にも代え難い貴重なもの」との共通認識が形成された影響だろう、と主張しています。

それゆえに、「高齢者の回復の可能性がない場合にも、できるだけのことをするべき」との考えなのでしょう。解決法としては、国が主導して、国民のコンセンサスを集約して、新しく現代社会にマッチしたルールや法律を制定すべき時代が来ていることを認識すべきなんです。わかりましたか？

## 4 尊厳死・安楽死

もう一度、『死ねない老人』からの紹介ですが、最近の医療・介護の世界ではQOL（クオリティ・オブ・ライフ）とあわせてQOD（クオリティ・オブ・デス）も言われるようになってきているらしいです。つまり、「いかにその人らしく、満足して死ねるか」ということです。大変な時代です。

なぜなら、日本では尊厳死や安楽死は、法律では殺人罪になるからです。2006

年に起きた富山県の射水市民病院の事件を覚えていますか？　末期がんなどで苦しんでいた患者七人の希望を聞いて、医師二人が人工呼吸器を取り外して死亡させたとされる事件です。

この事件のことは今でも覚えていますが、裁判の結果までは知りませんでしたので、調べてみました。この事件を担当した富山地検は、不起訴（嫌疑不十分）にしたのです。その理由については、「人工呼吸器を取り外したままでの一連の行為は、延命措置とその行為の中止行為に過ぎず、殺人罪と認定するのは困難」。まさしく、英断です。さぞかし担当の検事は悩んだことでしょう。ここまでのことを知っていましたか？知らなかった？　それなら良かったです。

## 5　医師の言葉は凶器になる

次は、山内常男氏編集の『ことばもクスリ』（医学書院、２０１１年）です。

医師は、長い期間、たくさんの失敗を繰り返しながら学んでいくので、その間に犠牲になる患者の数は、大変なものです。また、医師が患者に話す言葉は、医師が自覚しているよりも、はるかに凶器にもなると主張しています。全くの同感です。

例えば、うつ病の患者に悪気はなくても、「がんばれ」は、禁句なんです。ただ言葉を変えて、「よくがんばりましたね」とは、全く似て非なることです。さらに凶器になる言葉の例としては、「年齢だから致し方ない」、「私にどうしろって言うんですか」、「精神科で診てもらったらどうですか」などです。先生方、〝覚え〟がありませんか。

その反面、〝クスリ〟になる言葉としては、「大丈夫ですよ」、「大変でしたね」とか、「また困ったら相談に来てください」などです。またこれらの凶器になる言葉の発言者が年の若い研修医とはかぎらないのです。むしろ年配の医師が発言する方が、患者には響くのです。

残念なことは、この大事な話し方の教育がされていないことです。少しは、驚きましたか?

時には、話し方が原因で、医療訴訟になって、初めて気付く医師も少なからずいるのです。この解決のために、私たちはすでに紹介した二つのアプリを開発したのです。すなわち、real talk meter 外来版と入院版です。

## 6 臨機応変な対応力

しつこくも、もう一冊紹介しましょう。永守重信氏の『大学で何を学ぶか』（小学館新書、2022年）です。かの有名なカリスマ経営者の永守さんです。「これからの時代を生きる君たちへ」というキャッチコピーです。

曰く、「有名大学に入るより、ずっと大切なことがある。それは、将来なにになりたいのか、そのためになにを学ぶかだ」と主張しています。流石に名言です。世の中の経営者のほとんどは、「そんなことはわかっている。方法がわからないだけだ」と反論するでしょう。追加して言えば、点取虫で過ごしてきた有名大学の出身者は、困難なことや、先例のないことが起きた時に、突然、思考停止状態になりやすいのです。それでは、社会人としては困るのです。

そんな時に発揮されるのが、臨機応変な対応力、つまり、考える力です。私はかねてから、USAに留学していた時の恩師の言葉を思い出します。それは、〝think about〟です。ちょっと慌てないでください。〝think〟ではないことが重要です。〝about（目的語）〟が、必要なのです。つまり、目的を持って考えることです。

例えば、先例が無ければ自由に考えて良いわけです。そしてまた、大事なことは、職場の同僚の他人とコミュニケーションが取れる人間であることです。

ついでに永守氏の著書の内容を紹介すると、「脱皮しない蛇は死ぬ」のたとえでは、自分自身の絶えざるスキルアップを奨励しています。さらにまた、「若いうちに雑談力をきたえよ」とハッパをかけたり、「大学を変えなければ、日本は変わらない」と言って、大学経営に乗り出して、京都先端科学大学の設立もしているのです。まさしく有言実行の人なのです。なんにでも一生懸命に取り組んでこられ、他人にアドバイスもしています。

# おわりに

この本を執筆している間にも、世の中は進歩していましたので、「おわりに」を追加します。

稿の終わりに、一つの書籍を紹介しようと思います。増田悦佐著の『人類9割削減計画』(ビジネス社、2022年)です。将来は、人口の激増による食糧難や二酸化炭素の増加による地球温暖化の解決法として、消極的な方法に留まらず積極的な人口削減が必要とする強力なグループが登場するのです。この中には、著名なビル・ゲイツ財団や経済学者のクラウス・シュワブ等が名を連ねています。

その方法として、食糧危機を演出するために有機肥料の供給源をやせ細らせて、自然農法を押し付けることで不足したタンパク源として、発展途上国の国民には昆虫食をさせることで、飢餓による人口抑制を行えば良いと主張しているのです。人生100年時代などと浮かれてる場合ではないのです。
デメリットもあります。人口減少は、個人消費も減少します。個人消費が減るとGDPが低下して、景気が後退するのです。日本の2021年の報告では、個人消費はGDPの54%を占めていたことがわかっています。従って個人消費が減るとGDPも減るので、景気が後退するのです。つまり、人口抑制政策は景気後退も受け入れる必要があるのです。また人口減少下では、人材の質と量の不足によってあらゆるサービスの低下が問題になってきます。特に医療の分野では深刻です。

私が本書の執筆を始めていた頃は、希望と予想で、この〝AIナースとAIドクター〟を書き始めたのですが、執筆が完了する6カ月後には、世の中では変化がありました。つまり、いくつかのベンチャー企業から、〝AIドクター〟の試供品が登場したのです。中身については、法律上の問題点をクリアしていないので、今後問題になるかもしれませんが、ついにAIドクターが実現する時代になったのは事実で、喜ばしいことだと思います。この中には、医師などの音声を文字化してカルテに記載するもの（kanaVo：kanata株式会社）やアメリカでは「診断」を下すAIドクターも登場しているようです。

AIドクターは日本では、法律的にハードルが高くて困難ですが、AIナースなら使用方法を工夫すれば、実現が可能です。つまり、医療行為に抵触しないようにすれば良いのです。ナースの業務は幅が広いので、限定版でも効果があるのです。つまり、患者さんの気持ちを癒やす会話などです。おそらく、近い将来には実現しそうです。

実際のナースのような命令調を、AIナースにプログラム上で優しい言葉に変換するだけでも効果があるのです。それほど現実のナースはキツイのですから。

おそらく、介護の分野でも重宝されるでしょう。そうすれば、介護面での人材不足の問題も改善・解消されることでしょう。だから、未来は明るいのです。人生100年時代とか、人生120才も夢じゃない、などと浮かれてみたいものです。たとえ、運悪く認知症になっても、「否定・命令・禁止」を口にしないAIナース、AI介護士やAIトレーナーが側にいてくれたら、ハッピーな人生を送れること間違いなしでしょう。

もう一つ追加があります。それは、Chat GPTです。最近では、Chat GPTについてのニュースがない日がないほど、有名になっています。そしてついには、G7の閣僚会議のテーマにもなったらしいです。

また、私が提唱しているreal talk meterに、Chat GPTを利用することで、進化することがわかったのです。つまり、AIナースが患者さんと雑談する場面で、Chat GPTを利用するのです。しかも、Chat GPTへの質問の〝#制約条件〟として、〝小学生にもわかりやすく〟とか〝法律的な問題は避けて〟などを指示すれば良いのです。さらに質問の追加には、〝#命令書〟として、〝ナースと患者さんとの雑談を考えて出力して下さい。テーマは、相続問題です〟とか、〝テーマは、子育てです〟とか、〝テーマは子供の教育です〟とか、〝テーマは嫁と姑のトラブルです〟などを追加すれば完璧です。

これらの、Chat GPTから得られた会話の内容を、アバター（分身）を作成して、アバターのナース（AIナース）にしゃべらせるのです。このようなことを、すでに凸版印刷では、北大麻酔科と共同で、麻酔の時の説明に、アバターの医師（AIドクター）がイラストを使って説明を行っている動画を発表しているのです。その説明の後に、本物の医師が、確認の説明だけをしているのです。そんな時代が到来していま す。

また、ChatGPTの利用方法については、現在と将来のテーマです。さらにこれら生成AIといわれるものの中には、画像を生成できるものもあります。楽しい未来が待っているのです。

さらに追加があります。

もしあなたが入院したら、医師から病状説明（ムンテラ）があります。ところがです。たいていの人はこの説明の内容が覚えられないのです。そのわけは、医学用語を使われたり、医師の滑舌が悪いために、理解ができないからです。説明の後で渡される要約の文書も、箇条書きだったりで判読不能です。しかもこれが当たり前に通用しているのですから、びっくり仰天です。話を聞いた後で、同席していなかった家族にその内容を説明するなんて、とてもできるはずがありません。従って、医療訴訟が起きて当たり前なんです。

そこで私は考えました。医師が説明した内容をMicrosoftや文字起こしの専用アプリを利用して、テキスト形式の文書にするのです。そこでChat GPTの登場です。この文章をChat GPTに読ませた後で、Chat GPTへの命令書には、〝この文章を要約して〟、さらに条件制約には、〝小学生でもわかるように、３００文字以内に要約して〟と質問を追加すると、見事なわかりやすい文章が返答されるのです。ちなみに、この文章を再びChat GPTに読ませて、〝納得できますか〟と質問すると、〝この文章なら納得できます〟と返答されるのです。そこで、この要約された文章を印刷して、患者さんと家族に配布するシステムです。

先ほど紹介した、私たちの考えたreal talk meterはこのシステムを実現させることでしたが、Chat GPTに、先を越されました。ちなみにこの文章には、難解な医学用語や理解し難い言い回しが削除されているのですから、後で医療訴訟になることがないのですよ。従って、当院ではこの方法を、採用しているのです。

本書で紹介した未来の技術は、ほんの一部です。「はじめに」で述べた通り、「未来は夢の世界」です。読者の皆さんも「夢」を楽しんでいただけたら幸いです。

# 参考文献


**1** 日経BP編『世界を変える100の技術』（日経BP、2022年）

**2** 山口昇著『人生100年時代―あなたの晩年をゴールデンエイジに―』（風詠社、2021年）

**3** 坂上雅道著『世界最先端の研究が教える すごい脳科学』（総合法令出版、2022年）

**4** 杉浦敏之著『死ねない老人』（幻冬舎新書、2022年）

**5** 山内常男編集『ことばもクスリ―患者と話せる医師になる―』（医学書院、2011年）

**6** 永守重信著『大学で何を学ぶか』（小学館新書、2022年）

**7** ケビン・ルース著、田沢恭子訳『AIが職場にやってきた―機械まかせにならないための9つのルール―』（草思社、2023年）

8 カイフー・リー、チェン・チウファン著、中原尚哉訳『AI２０４１――人工知能が変える20年後の未来――』（文藝春秋、２０２２年）
9 マーティン・フォード著、松本剛史訳『ロボットの脅威――人の仕事がなくなる日――』（日本経済新聞出版、２０１５年）
10 成毛眞著『２０４０年の未来予測』（日経BP、２０２１年）
11 郭水泳著『わくわくする脳――リアル・トーク・メーターってなに?――』（毎日新聞出版、２０２２年）
12 リチャード・サスカインド、ダニエル・サスカインド著、小林啓倫訳『プロフェッショナルの未来――AI、IoT時代に専門家が生き残る方法――』（朝日新聞出版、２０１７年）
13 増田悦佐著『人類９割削減計画』（ビジネス社、２０２２年）

**郭 水泳**（かく・すいえい）

**略歴**

1966年、広島大学卒。68年医師国家試験受験・受領の後、東京大学脳神経外科入局。

立体視（3Dステレオグラフィー）研究会創設、世話人。東大脳血管研究グループ。

72年、米国カリフォルニア大学サンフランシスコ校に留学（神経放射線科、神経内科、神経眼科）。

スウェーデン・カロリンスカ大学神経放射線科短期留学。

73年、福島県会津中央病院脳神経外科勤務の後、76年に会津脳卒中センターを開設。日本初の全身用CTデルタスキャン導入。

77年、リハビリ病棟開設。

86年、のう救会・脳神経外科東横浜病院開設。

**著書**

『救える脳を救いたい〜そして救える人生を救いたい〜』（みずほ出版新社、2017年）
『君はまだ忘却の女神と仲良くしているのか？』（幻冬舎メディアコンサルティング、2020年）
『アイデア想起メガネ　記憶補助ツールを使って、もの忘れにサヨウナラ』（幻冬舎メディアコンサルティング、2021年）
『わくわくする脳—リアル・トーク・メーターってなに？—』（毎日新聞出版、2022年）


## わくわくするAI×医療《いりょう》の世界《せかい》
### 看護師不足《かんごしぶそく》は人工知能《じんこうちのう》で解決《かいけつ》！

印　刷　2023年6月15日
発　行　2023年6月30日

著　者　郭水泳《かくすいえい》
発行人　小島明日奈
発行所　毎日新聞出版
〒102-0074　東京都千代田区九段南1-6-17　千代田会館5階
営業本部　03（6265）6941
企画編集室　03（6265）6731

印刷・製本　光邦



ISBN978-4-620-55016-9